阿胶百科知识

秦玉峰　主 编

中 国 中 医 药 出 版 社

· 北 京 ·

图书在版编目（CIP）数据

阿胶百科知识 / 秦玉峰主编 .—北京 ：中国中医药出版社，2019.3（2023.6 重印）

ISBN 978-7-5132-5397-0

Ⅰ.①阿… Ⅱ.①秦… Ⅲ.①阿胶—基本知识 Ⅳ.①R282.71

中国版本图书馆 CIP 数据核字（2018）第 273129 号

中国中医药出版社出版

北京经济技术开发区科创十三街31号院二区8号楼

邮政编码　100176

传真 010 64405721

河北品睿印刷有限公司印刷

各地新华书店经销

开本 710×1000 1/16 印张 13 字数 188 千字

2019 年 3 月第 1 版　2023 年 6 月第 3 次印刷

书号　ISBN 978-7-5132-5397-0

定价：68.00 元

网址：www.cptcm.com

服务热线　010-64405510

购书热线　010-89535836

维权打假　010-64405753

微信服务号　zgzyycbs

微商城网址　https：//kdt.im/LIDUGr

官方微博　https：//e.weibo.com/cptcm

天猫旗舰店网址　https：//zgzyycbs.tmall.com

如有印装质量问题请与本社出版部联系（010-64405510）

《阿胶百科知识》编委会

主　　审　张伯礼

主　　编　秦玉峰

执行主编　尤金花

副 主 编　郑文科　刘海滨　贾玉民　朱金墙　刘 睿

编 委（按姓氏拼音排序）

柴海强　柴山周乃　郝向慧　江　丰　金玉翠
李　丽　李春芳　李瑞云　李雪梅　刘春香
田守生　吴延华　张　路　张　萌　张　硕
张　淹　张　莉

合作单位：

天津中医药大学

东阿阿胶股份有限公司

序 言

健康是人的基本权利。要满足人民对美好生活的向往，健康是关键。习近平总书记在全国卫生和健康大会上提出，必须把人民健康放在优先发展的战略地位。十九大报告中明确了“实施健康中国战略”，将健康融入所有政策。国务院发布了《“健康中国2030”规划纲要》，明确了普及健康生活、优化健康服务、完善健康保障、建设健康环境、发展健康产业等各项任务。

当前，医学目的从“防病治病”转化为“维护健康”。让人不得病、少得病、不得大病的医学才是好医学。中医药以人为本，强调天人相应，整体观念和个体化诊疗，代表着先进医学的发展方向。在现代医学高度发达的今天，中医药学历久弥新，迎来了振兴发展的大好机遇。作为独特的卫生资源、潜力巨大的经济资源、具有原创优势的科技资源、优秀的文化资源、重要的生态资源，中医药学在我国经济社会发展的全局中处于重要地位。

中医药养生保健、治未病等思想与大健康理念完全契合，融入日常生活中，受到人民群众的欢迎。在养生、防治、康复、养老、旅游、贸易等方面快速发展，中医药大健康产业达到2.5万亿规模。但中医药养生保健、治未病的优势目前还没有得到充分发挥，中医药简便廉验的养生技术方法还没有得到很好的推广普及。因此，加强中医药治未病方法的研究和有序推广，从日常饮食起居入手，指导群众养生保健，“上工治未病”，可为人人享有健康做出贡献。

《黄帝内经》提倡“五谷为养，五果为助，五畜为益，五菜为充，气味合而服之，以补精益气”，以日常饮食补养正气，“正气存内”方能“邪不可干”。因此，药食同源类中药，与日常生活息息相关，合理科学使用，就是中医“治未病”的好工具，值得深入研究。

阿胶属于药食同源类中药，在《神农本草经》中居上品。既是一味防治疾病的良药，又是百姓养生保健的佳品。阿胶使用历史悠久，其中蕴涵的文化知识、历史典故丰富多彩，具有深厚的群众基础，在大健康领域具有做成大品种的优越条件。

作为药品，阿胶多被临床医生作为处方应用。作为保健品，广大人民群众又存在自行使用的情况，重要的是不能乱用滥用。《易经》曰“百姓日用而不知”，讲的是大道，但对于健康而言，如果“百姓不知而日用”，就会由于错误的认识而带来风险。正确认识，合理使用，这样才能够增强疗效，降低风险。因此，有必要专门介绍阿胶药用的相关知识，供临床工作者和其他使用者参阅。东阿阿胶股份有限公司和天津中医药大学专家合作编写了科普书籍《阿胶百科知识》，以通俗易懂的语言，喜闻乐见的形式，穿插诗词、史话、典故、图片等内容，便于大家阅读。

希望此书能够帮助读者更好地认识和了解阿胶以促进合理使用，使中医药养生保健的优势得以彰显，更好地为人民健康服务。

中国工程院院士　中国中医科学院院长　天津中医药大学校长

张伯礼

2018 年 9 月 5 日

前言

晨游泰山，云雾窈窕。
忽逢二童，颜色鲜好。
乘彼白鹿，手翳芝草。
我知真人，长跪问道。
西登玉堂，金楼复道。
授我仙药，神皇所造。
教我服食，还精补脑。
寿同金石，永世难老。

阿胶“出东阿，故曰阿胶”，又名盆覆胶，为驴皮熬成的胶块，是我国名贵中药，具有补血滋阴的功效，被历代医家称为“补血、止血圣药”，临床应用广泛。在养生保健产业兴起的近十年来，尽管市场上新的药品和保健品频出，但阿胶销量一直保持在前列。由于阿胶具有补血养血、美容养颜的功效，还能调经安胎、改善睡眠、健脑益智、延缓衰老等，从古至今，阿胶尽得女士们的“倾心”。此外，阿胶作为一种传统的补血用药，补而不燥，是妇科上等良药。

我国制作与应用阿胶的历史始于春秋战国时期，至今已有 2500 多年的历史，古人在临床应用中积累了大量关于阿胶的使用经验。从小作坊式的简单生产到大规模工业化的标准操作，生产工艺不断进步，科技含量也得到了逐渐提升。从全国各地均可生产到仅限定几个特定地区生产，充分体现了中药“道地药材”的特色，这也是对阿胶品质的内在要求。

我国应用阿胶的临床医案自明清以来，逐渐增多，医家对其功效认识与应用日臻成熟，然而很少有人对其进行系统的总结归纳，尤其是在中医药现代化的今天。因此，我们有必要对阿胶的认识与应用做一次历史性总结，为广大群众的日常保健提供有益指导。应东阿阿胶股份有限公司之邀，天津中医药大学组织相关专业人员整理归纳既有文献，结合东阿阿胶股份有限公司提供的资料，对阿胶做了系统梳理与研究。本书共分四部分，第一部分为阿胶史话，在轻松活泼的叙述中讲述阿胶的历史渊源及国人对阿胶的喜爱之情；第二部分采取问答的形式，针对群众普遍关心的问题逐条解答，解除大众对阿胶相关知识的疑惑；第三部分为阿胶的食疗药膳配方及烹制方法，指导读者正确食用阿胶，充分发挥阿胶养生保健、美容养颜、延年益寿的功能；第四部分为历代中医典籍中对阿胶的记载。

本书主要面向普通群众，不囿于阿胶特定品牌，尽量从科学角度展示公众比较关心的问题，旨在普及与阿胶有关的科学知识，对于在专业领域内有争议的观点，本书不做深入探讨。望广大读者多提宝贵意见，以完善我们的工作。

《阿胶百科知识》编委会

2018 年 7 月 5 日

目录

我国古代，关于阿胶的历史记载很多，虽然情节各异，但都充分表现了阿胶的神奇功效和国人对它的喜爱之情。神话传说与史话传颂，或多或少存在文学夸张成分，但均是建立在阿胶客观功效上的演绎，直接表达了人们使用阿胶后的感受。

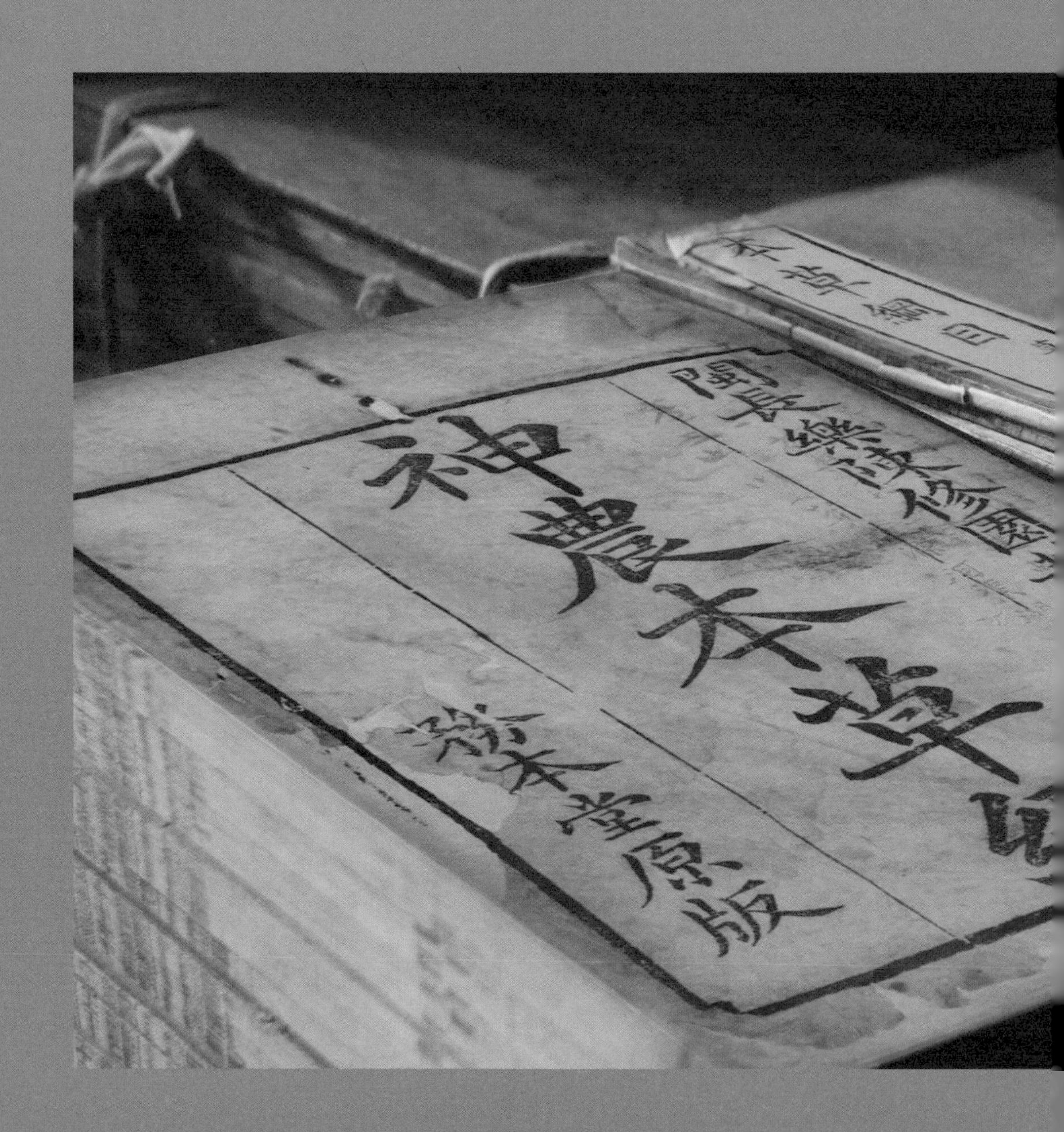

第一章

阿胶史话

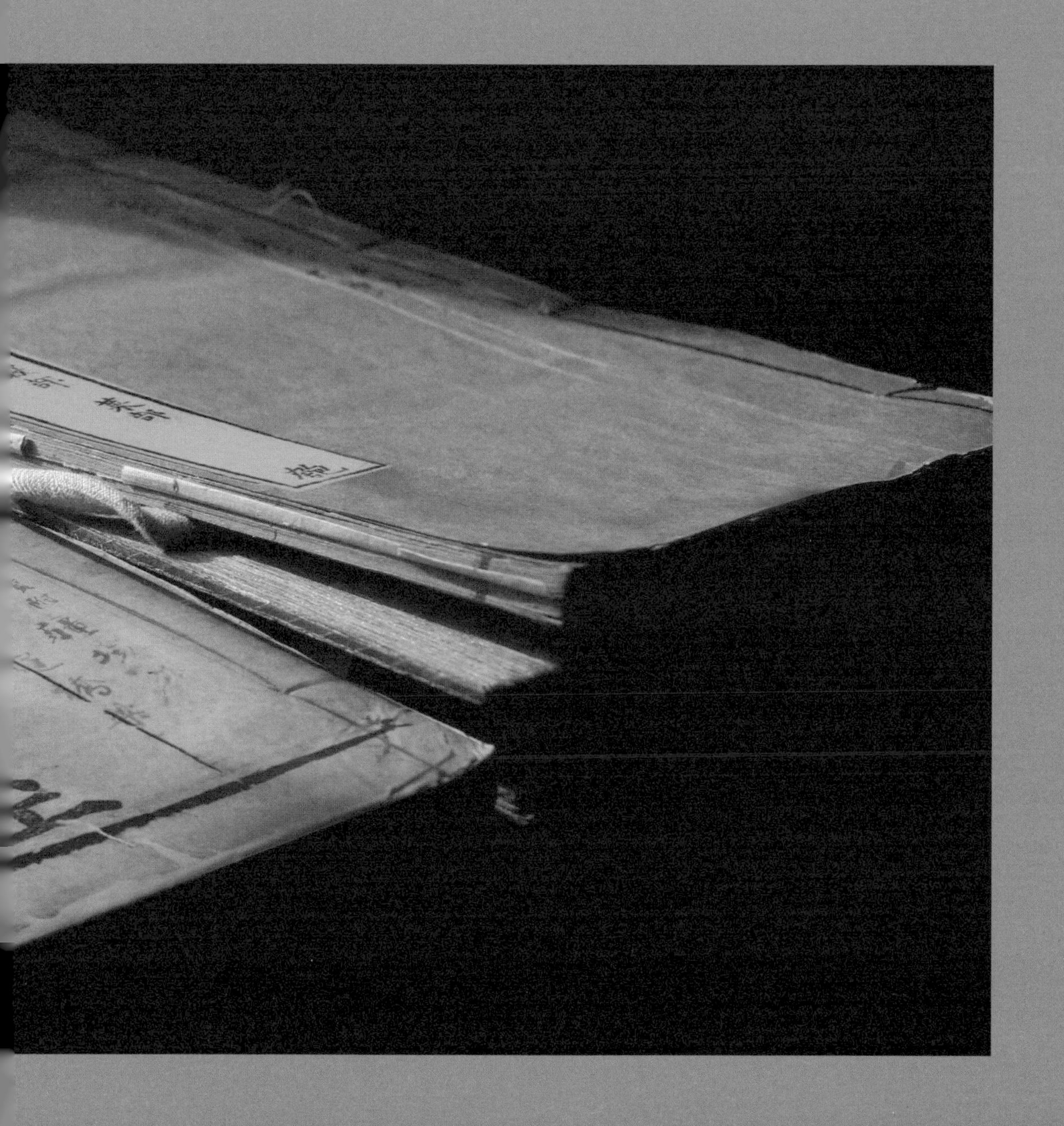

第一节

和尚制胶，后世传诵

公元前486年，吴王夫差为争霸天下，北上攻打齐国，开凿了伯渎河。越王勾践亲自去吴国，向吴王和他的臣下馈送了大量的食物、财礼，并派了一支队伍助吴攻齐。齐国举国上下抽丁备战，加征赋税、徭役，适逢中原大旱，举国民不聊生，灾民遍地。

平邱易子而食的现象比比皆是，张傅、张髓、张体三兄弟便开仓赈灾，无奈荒民太多，没多久官粮用尽，很快饿殍遍野，到处都是食尸之人，更要命的是遍地尸首爆发了瘟疫，得了这种病的人都面黄肌瘦、头晕烦躁、气喘咳嗽、心慌失眠、卧床不起，直到气喘、咯血而死。

一时间真是“万户萧疏鬼唱歌”，当地名医用尽各种药物都治不了这病，病人只能眼巴巴地等死。

张傅是掌管军备物资的小吏，他的仓库里还有一批军用战备物资——牛皮，张氏兄弟决定拿出牛皮煮给灾民吃。张傅和儿子张亘把牛皮拿出来，用水泡了7天7夜，刮毛后，切成小块，置大锅21口，桑木煮皮，把牛皮完全熬化了，济民救灾。

没想到，熬化的牛皮竟然凝固成胶，黄如琥珀、透如黄玉，遇热水即化，口感润滑，香软怡口。吃了牛皮胶的灾民不仅没饿死，脸上还透出红光，精力旺盛，体力充沛。更让人意外的是，得了瘟疫的病人，吃了这牛皮胶后，病情一天天见好，不到半月竟然奇迹般地康复了。

灾民得救了，但是张傅却因私自动用军备物资，遭到了齐王的诛杀，张傅之子张亘也遭受牵连，被贬为庶民，发配阿邑地。张傅被杀时全城民众送行，场面感天动地。

人民群众是善良的，为了美化

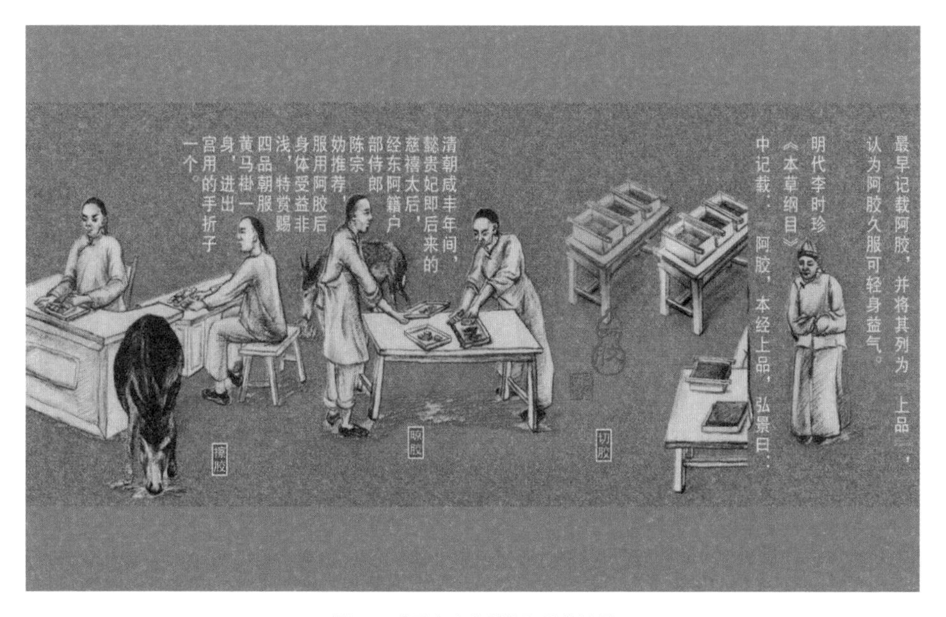

图 1-1 壁画中古代制作阿胶的场景

济世救人的张傅，人们编纂了另外一个版本：齐王欲诛杀张傅，老百姓联名请求免杀张傅，让张傅出家代为王母祈福，齐王欣然同意。从此张傅出家，成为阿胶传说中的傅和尚。然后演绎出了另一个传奇故事，据说一个叫傅氏的和尚，法力无边，能够化腐朽为神奇。适逢灾年，饿殍遍地，傅氏僧人煮粥济民，无奈荒民太多，只得拾大户人家废弃的牲口皮煮汤以济荒民，一时心急火武，无意煮至乌胶，民食体健。后辈尊称此胶物曰"傅致胶"（"致"通"制"），又为"傅氏胶"。为了纪念傅和尚，后世偶有医家煮胶，选上等胶品皆印"傅氏仁僧"铭念（图 1-1）。

成书于秦汉时期的我国第一部药物学专著《神农本草经》也记载：阿胶，又名傅致胶，主心腹内崩，劳极洒洒，如疟状，腰腹痛，四肢酸痛，女子下血，安胎。并把其列为上品，称其"久服轻身益气"。

小知识

阿胶的起源较早，在汉代之前，没有“阿胶”之名，而以“胶”称。最初，胶的用途并非以药用为主。

据先秦文献记载，胶首先是制造弓弩的重要军事物资，因此很早就为人们所重视。胶的主要功用是粘合物品，即“胶水”之胶。春秋战国时期，人们对胶的品种、质量的鉴别和制法已有相当多的经验。先秦典籍《周礼·考工记》记载“鹿胶青白、马胶赤白、牛胶火赤、鼠胶黑、犀胶黄”。对胶的质量鉴别提出“凡相胶，欲朱色而昔。昔也者，深瑕而泽，纱而博廉”，即鉴别胶，以色红赤、带光泽、有纹理、成团块状又具锋利的棱角者为好。对胶的熬制，要求做到“鬻胶欲孰，而水火相得”，即制胶要熬熟熬透，锅中用水以及锅下用火均要适当。

周代以前中原大地犀牛尚多时，人们曾用犀牛皮制胶，说明我国制胶历史相当久远。

第二节

太宗霸胶，门神封井

唐太宗李世民在民间出生、长大，阅人无数，经事无数，自然也阅物无数。这和多数帝王生于深宫之中、长于妇人之手、五谷不分自然不同。不过李世民是西北之人，与东阿阿胶能扯上什么关系？

据东阿境内千年流传的民间掌故传说，想当初，虽然李世民金戈铁马，气吞万里如虎，但在山东境内，却遇到了强人王世充。王世充也不是等闲之辈，一阵厮杀下来，李世民经受顿挫，人困马乏，遂引军进入东阿县休整。东阿人就以阿胶熬汤来拥军。说来也奇怪，喝了阿胶汤的大队人马第二天就精神焕发，居然一鼓作气打败了王世充。

这段民间野史在史书中并未记载，真假难辨。但接下来的故事，就在史书中明确所载了。

唐代《元和郡县志》记载，太宗派遣大将尉迟恭光临东阿县，封存阿井，宣布自此之后当地闲杂人等一律不得私启井封，制造阿胶，否则杀无赦。只有官家才可以“启封而取水”，“熬胶进贡”。

尉迟恭可以说是神勇无比，能在万军之中取上将首级，所以民间对他十分敬畏，干脆拿他跟秦叔宝一起做了门神。北方乡村过年时节，门口贴着的那两个凶神恶煞一般的家伙，左首的就是尉迟大将军。

尉迟恭当年救过李世民的命，做过李世民的保镖，所以李世民派他来东阿县，为阿井当保镖，进而垄断经营东阿阿胶，足见唐太宗对阿胶的重视程度和喜爱之情。

史书上说得比较委婉，把李世民巧取豪夺，垄断经营东阿阿胶的行为说成是“东阿贡阿胶”，好像是劳动人民自愿勒紧裤腰带，也要带包阿胶进长安，献给皇帝一样。所谓东阿阿胶的贡法，实际上是宫廷派

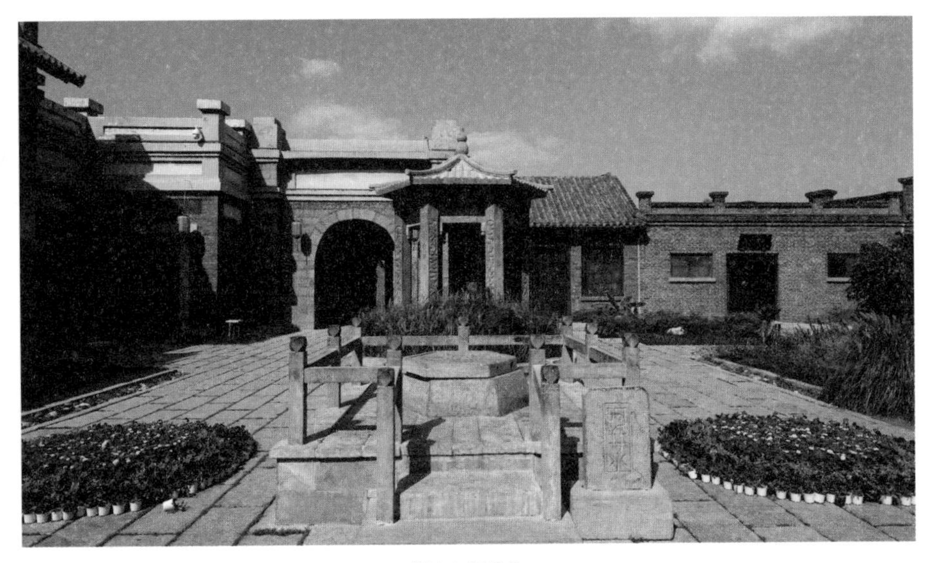

图 1-2 阿胶井

人监制，一部分阿胶盖上东阿县印，上贡朝廷；一部分由官府馈赠或者高价出售，牟取暴利。

所以说，阿胶的发展轨迹自李世民时代出现重大转折，自此之后，直到宋代，都是“其井官封”。这样做，其好处是阿胶从一个微贱的民间之物，一跃成为皇家贵重之补品，登堂入室，与人参、鹿茸并列为“中药三宝”；其害处是它本为劳动人民所创造，劳动人民反而无福消受，导致后世假阿胶泛滥成灾，甚至连明代的李时珍也抱怨“真阿胶极难得”。尉迟大将军封井的举动表明，当时之人就已经意识到，阿胶与当地地下水之间，有种神秘的联系。

《东阿县志》记载，东阿有井叫“阿井”。北魏郦道元《水经注》对阿井做了如下记述：东阿“大城北门内西侧皋上有大井，其巨若轮，深六七丈，岁常煮胶以贡天府，本草所谓阿胶也，故世俗有阿井之名。”（图 1-2）

《本草纲目》对阿井有进一步解释：“其井乃济水所注，取井水煮胶，用搅浊水则清。故人服之，下膈疏痰止吐，盖济水清而重，其性趋下。”

小知识

1980年山东省地质勘探局水文队曾对全国20多处的熬胶用水进行检测分析，证实：

1. 东阿阿井之水源自泰山与太行山两股地下潜流，积于东阿，经地下岩石层、砂层，层层过滤，并溶入大量矿物质及微量元素，如钙、钾、镁、锶、铁等（不含对人体有害的铅、砷等），由于岩层深厚，不受地表水的污染，水温、水质、水量稳定。

2. 东阿阿井之水属地下水，水质较重，比重约为1.0038，水中矿物质和微量元素含量丰富，这正是东阿阿胶优于其他阿胶的主要原因。

用东阿阿井之水泡皮、熬胶，可减少原料污染；阿井之水含有益的矿物质和微量元素，有利于去杂与提纯。熬胶化皮过程中，将此水反复注入，易使小分子的胶原蛋白与矿物质及微量元素相聚而沉，那些于人体无益的大分子角质成分及其他杂质则上浮水面而悉数除去。这样制成的阿胶，分子量小而纯度高，既有利于阿胶的长期保存，胶块不易碎，夏天不变软；又容易被人体吸收和利用，能迅速通达五脏六腑而滋养气血，荣养筋脉。

第三节

贵妃争宠，暗服阿胶

形容美人最典雅的词汇是“肤若凝脂”，历史上最“肤若凝脂”之人非杨贵妃莫属。但她为什么能“肤若凝脂”，却在唐代引起了一场笔墨官司。

这场官司牵涉到阿胶、温泉以及白居易。白居易《长恨歌》中写道：“春寒赐浴华清池，温泉水滑洗凝脂”。白居易既是赫赫有名的大诗人，又是受到皇帝赏识的大官，此言一出，声势压人，后世不由分说就认为那“凝脂”是温泉水洗所致。然而，偏偏他同时代的人不认账，《全唐诗》无名氏跳将出来针锋相对，认为：

铅华洗尽依丰盈，
雨落荷叶珠难停。
暗服阿胶不肯道，
却说生来为君容。

圣人说，饮食和男女，是人之为人的最大欲望。换句话说，如果没了“食”和“性”，人生就几乎失去了价值和意义。杨贵妃如此妩媚，所以我们大致可以理解为什么唐明皇从此不早朝，一味贪恋“肤若凝脂”了。

问题是杨贵妃为什么能够“肤若凝脂”，并不是一句“天生丽质难自弃”所能解释的。

岁月是女人最大的天敌，无论如何“天生丽质”，都难抵那风霜消磨。而杨贵妃偏能抵挡那风霜消磨，除天生丽质之外，肯定驻颜有术，居然多年集“三千宠爱于一身”。白居易认为那驻颜之术是洗温泉，而无名氏认为是吃阿胶。

其中奥妙尽在无名氏诗中。原来唐代女子好浓妆艳抹，也就是好用“铅华”。抹上“铅华”固然可以光彩照人，但后患无穷，因为“铅华”之中含铅、镉等重金属，容易腐蚀皮肤。时间一久，“铅华洗尽”

后恐怕不是什么“雨落荷叶珠难停”，而是层峦叠嶂，面目狰狞了。所以无名氏才感叹贵妃居然能够“铅华洗尽依丰盈”，着实不易。

答案一自然就指出来了：杨贵妃用温泉洗澡，不是因为温泉能使“肤若凝脂”，而是温泉洗澡“铅华洗尽”后依然能“肤若凝脂”。

至于答案二：无名氏说，杨贵妃之所以“肤若凝脂”是因为“暗服阿胶”。

不知道当年杨贵妃魂消马嵬坡，是否会后悔自己“肤若凝脂”，后悔自己“暗服阿胶”。但当时后有安史叛乱，中有六军不发，前途渺茫，时人的确认为杨贵妃是红颜祸水，该死。其实，错误在于那好色之人唐明皇，而不在于举国声讨的那“肤若凝脂”的色，以及助色生成的阿胶。所以怨不得杨贵妃，怨不得阿胶，唐明皇咎由自取，却让杨贵妃背了黑锅。

不过，认为杨贵妃之所以“肤若凝脂”，是因为“暗服阿胶”，有点让人匪夷所思。以杨贵妃之独擅后宫，以唐明皇之恩宠有加，以杨氏家族之鼎盛，杨贵妃什么得不到呢？又何必如作贼一般，躲在后宫暗服阿胶？大概，是想令世人以为自己的美貌属于“天生丽质”，而非后天调理吧（图 1-3）。

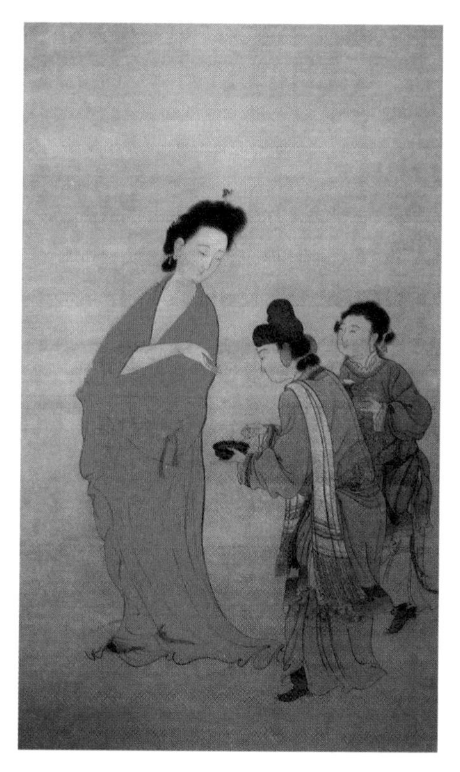

图 1-3 杨贵妃

小知识

大量研究表明：阿胶由蛋白质、多肽、氨基酸、硫酸皮肤素、透明质酸、生物酸以及多种微量元素等组成，其主要成分是蛋白质及其水解产物胶原蛋白，含量约为60%～80%。凝胶电泳结果表明：阿胶中主要蛋白质的等电点集中在4.6～4.8，分子量在2万～24万均有分布。阿胶中的氨基酸由胶原蛋白水解而来，共17种，其中包括人体必需7种氨基酸，含量以甘氨酸、脯氨酸、丙氨酸、谷氨酸和精氨酸为主，占总氨基酸含量的7.0%以上。阿胶中含有国际上公认的对人体有益的全部16种微量元素，主要有铁、铜、锰、锌、铬、钼、锶。此外，研究还发现阿胶的许多药理作用都与其所含的硫酸皮肤素和生物酸有关。

第四节 参天悟地，造化神功

阿胶的主要原料是驴皮和东阿水，那么，驴皮为什么只有用东阿地下水才能熬制成为上等阿胶呢？自唐至清，虽然代代有医家强调，代代有医家告诫，但言者谆谆，听者藐藐，大部分还是糊里糊涂。

直到清代嘉庆年间，一个福建长乐人决心解开这个谜题，这个人就是陈修园。1793年，也就是乾隆五十八年，四十岁的陈修园赴京会试，未中，遂留寓北京，悬壶应诊。期间光禄寺刑部郎中伊朝栋患中风证，不省人事，手足瘫痪，汤米不进已十余日，都门名医皆云不治，陈修园以三大剂起之，名震一时。

其实，陈修园最风光的岁月是1794年。当时文华殿大学士和珅病足痿，不能上朝，诸太医束手无策，陈氏杀狗取皮，和药裹患处，旬日而愈。现在流行于民间的狗皮膏药，就源于陈修园。此后陈修园宦海沉浮十几年，闲暇时研究中医，亦官亦医，著书九十一卷，计150万言，成为一代宗师。

陈修园在《神农本草经读》中写道：“人之血脉，宜伏而不宜见，宜沉而不宜浮，以之制胶，正与血脉相宜也。”这个“以之制胶”的“之”，就是“清而重，性趋下”的东阿地下水。

制作阿胶的另一种基本原料是驴皮。关于驴皮，陈修园很学术地写道：“所以妙者，驴属马类，属火而动风，肝为风脏而藏血，取水火相济之意也。”

如此制作出来的阿胶，则可以“借驴皮动风之药，引入肝经；又取阿水沉静之性，静以制动，风火熄而阴血生。”

这一解释，正如“独活不摇风而治风，浮萍不沉水而治水”一样，充满了“医者意也”的中医智慧。所以陈修园接下来自我赞美了几句：“此《本经》性与天道之言，得闻文章之后，犹难语此，况其下乎？”

其实，陈修园的这一番说辞，多为牵强附会之语，只是为了展示阿胶因切合天地阴阳之道而设计的理念。可是，阿胶并非是某一个圣人从预设的理念中设计出来的药物，而是劳动人民在千百年的实践当中，不断试错、筛选，经过大浪淘沙，才使得阿胶脱颖而出。

自然科学的解读分为两层：第一是因为东阿地下水“性趋下，清而重”，所以熬制过程中，杂质上浮，制作出的成品东阿阿胶质地纯粹；其次是大量矿物质可助药性发散，起效迅速。

民国医家黄杰熙将阿胶的良好品质归功于东阿地下水，继续发挥道：“人之病虽多，不外水火气血之病，真阿胶滋补潜流血脉之力甚大，故为妙药。”

小知识

陈修园（1753～1823），名念祖，中国清代医学家。乾隆五十二年（1787年），陈修园就读于福州鳌峰书院，苦攻经史之余，还钻研医学，专心研究古代医学经典，颇有心得。他见原书文辞深奥，遂加以浅注，或编成歌诀，著《伤寒论浅注》、《长沙方歌括》传于世。乾隆五十七年（1792年）中举。后会试不第，寄寓京师。适光禄寺卿伊朝栋患中风证，手足瘫痪，汤水不入，群医束手。念祖投以大剂而愈，声名大噪。后回长乐，任吴航书院山长。嘉庆三年（1798年），主讲于泉州清源书院。嘉庆六年（1801年），再入京会试，不第，参加大挑，成绩甲等，以知县分发直隶保阳（今河北省保定）候补。时值盛夏，瘟疫流行，念祖用浅显韵语编成《时方歌括》，教医生按法施治，救活甚众。直隶总督熊谦得痹证，手指麻木，延及臂腕。念祖教以常服"黄芪五物汤"，并开方补肾养肝，病遂愈。其间还治愈当地妇女阴挺症。嘉庆十三年（1808年），吏部郎谢在田头项强痛，心下满，小便不利，服表药无汗，反而烦躁，六脉洪散。经念祖处以桂枝去桂加茯苓白术汤，再投以栀子豉汤，病不再发。嘉庆十七年（1812年），署磁州，改任枣强，升同知，擢代理正定知府。公务繁剧，仍撰写医书，为人治病。嘉庆二十四年（1819年），以年老请休，在福州石井巷井上草堂讲学，培养医学人才，并曾治愈琉球国王之风证。

第五节 慈禧服胶，驻颜得子

明清两代，阿胶以滋补与疗效名震天下，东阿县作为阿胶的故乡，便被赞誉为“妇幼皆通阿胶”，意思是在东阿县，就连妇女孩子也都是阿胶的行家，懂得关于阿胶生产与应用的知识，并善于辨识阿胶的真伪。赵氏同兴堂、邓氏树德堂、涂氏怀德堂等是当时质量较好、规模较大的阿胶作坊。

咸丰皇帝晚年无子，懿贵妃好不容易怀上了孕，又不幸患了“血证”，虽四方寻医问药，仍无起效，胎儿几将不保。此时，家居东阿县的官员冒着杀头的危险，上书推荐东阿城内所产阿胶献给皇帝和懿贵妃。懿贵妃服用阿胶后，果然治好了“血证”并生一男孩，他就是后来的同治皇帝。

同治十年（1871 年），朝廷委派钦差前往东阿监制阿胶，此胶称为“九天贡胶”。后来的懿贵妃“母以子贵”，被晋封为圣母皇太后，尊号为慈禧太后，并借此“垂帘听政”四十七年，成为当时中国的实际统治者。据说慈禧太后常年服用东阿出产的阿胶，年至六旬时看上去仍像三四十岁的样子，这其中阿胶居功至伟，是其驻颜养身的秘方。或许正是有感于几十年的阿胶相伴，晚年的“太后老佛爷”才特别开恩赐给东阿一幅画像，为东阿业胶者世代所供奉（图 1-4）。

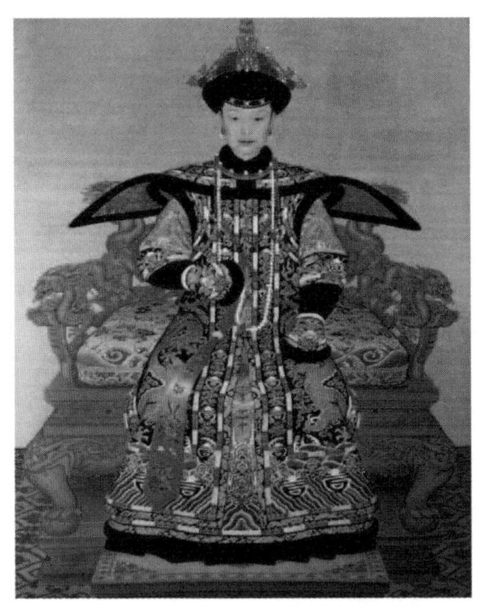

图 1-4 慈禧画像

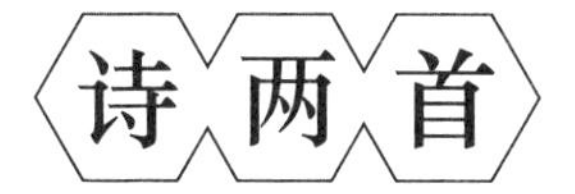

秋舫日记 · 莞尔唐史

明 • 朱克生

虢国夫人娥眉长，

酥胸如兔裹衣裳。

东莱阿胶日三盏，

蓄足冶媚误君王。

阿井胶泉

明 • 吴铠

灵源疑出蛟龙窟，

淑气原从天地贻。

九土所钟惟上品，

千年制胶岂凡材。

炼砂煮石经济事，

丹井药炉亦可哀。

第六节
东阿水贵，胡邓斗法

咸丰年间，古东阿县城阿城镇划归阳谷县，熬胶取水必需的古阿井也随之划归阳谷县，因此再取东阿之地下水熬胶就意味着要跨县而取。当地人认为奇货可居，于是囤积居奇，百般要价。

当时的东阿树德堂阿胶已经名满天下，该店掌门人名叫邓法，无奈之下，他花巨资买通井主，然后雇人挑水，一块银元一挑水。

当胡雪岩在杭州提出胡庆余堂之药要做到“采办务真，修制务精”时，他的北方制胶对手，简直就是不惜血本，而不是简单的“不惜财力”。

为什么邓法如此疯狂？原因还是阿胶的道地性体现在东阿地下水。

清代黄云盛认为临平宝庄水有东阿之水的神奇，因为“宝庄水能吞二百青钱不溢，土人名为大力水，云食之多力”，所以“以此水作胶，自可敌伏流之济水”，所谓伏流之济水，也就是东阿之水。

但是邓法没有那么取巧，他不肯因此而降低品质，才有那不惜血本之疯狂举动。

邓法一块银元一挑东阿井水的疯狂举动，为树德堂阿胶带来了巨大的商业声誉，这一声誉也为后来的峰回路转埋下伏笔。

为了进一步理解阿胶与阿井水的关系。我们有必要重新温习清代医学大家陈修园的论述：“阿胶以阿井之水，入黑驴皮煎炼成胶也。东阿井，此清济之水，伏行地下，历千里而发于此井，其水较其旁诸水，重十之一二不等。人之血脉，宜沉而不宜浮，宜伏而不宜见，以之制胶，正与血脉相宜也。必用黑皮者，以济水合于心，黑色属于肾，取水火相济之义也。”

在这个意义上，一块银元一挑东阿井水，就变得容易理解了，胡庆余堂制胶与东阿树德堂阿胶，高下立判，不必多言。

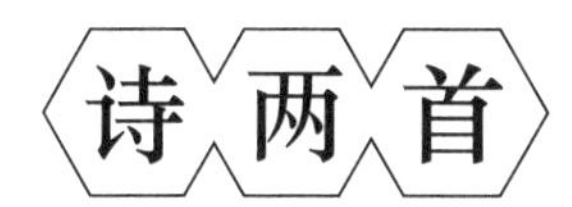

阿井

明代·谢肇淛

济水付流三百里，逐出珠泉不盈咫。

银床玉甃开苍苔，设沥争分青石髓。

人言此水重且甘，疏风止血仍祛痰。

黑驴皮革山拓火，灵胶不径走邮函。

屠儿封剥如山积，官司催取朝飞缴。

驿骑红尘白日奔，夭占疲癃竟何益。

我素珍重勤封闭，免造业钱充馈遗。

任他自息仍自消，还却灵源与天地。

咏阿胶井

清代·赵培徵

阿井传来不记年，清流澈底一寒泉。

溶溶玉液三宵露，点点丹砂九空渊。

淑气问钟疑凤髓，灵源妙化想龙涎。

仙胶炼就称良剂，寿世回生几万千。

第七节 空手套胶，七爷创业

电视剧《大宅门》里有个白景琦，长大后人称白七爷。他年轻时顽劣异常，居然不奉父母之命、媒妁之言，与仇人家的闺女私定终身。后来被老太太赶出家门，远走济南。

然而，福祸相依，那济南府后来竟成了白七爷的发家之地，独自创下偌大的一份家业，而白七爷借以发家的，就是阿胶。

原来在清末民初，阿胶的流通渠道一是借南北大运河，直入江浙，甚至拐道云贵川，后来铁路一通，济南成为交通枢纽，东阿阿胶依托地利，就变成前店后厂的营销模式。前店以济南为中心，后厂以东阿为生产基地，兼以辐射各地。

明清两代，东阿阿胶名震天下，东阿人则被夸为“妇幼皆通阿胶”。当时对东阿阿胶的推崇，以清代江苏常州人张璐为最，他在《本草逢原》中说，“东阿产者，虽假犹无妨害”。

因此，东阿人当时涌入济南者甚众，农闲时节，旅馆之内到处都是打着一口东阿口音的外地人，很多沿河的阿胶作坊也就应运而生。

潦倒没落的白七爷初到济南时，他面对的就是这种壮观景象。那白七爷年少时虽然不务正业，但毕竟是医家的子弟，因此多了个心眼，认为虽然济南到处都是作坊，但规模偏小，不如联合起来。也是福至心灵，他决心以资本为纽带，进行产业整合。可没本钱怎么办呢？这就有了我们看到的那经典一幕，一泡屎抵押到当铺，换来数千两银子，空手套阿胶，收购沿河七十二家阿胶作坊，自此开始称霸一方。

不过后来白七爷重返京城，执掌家业，就把山东的业务交给了自己的大儿子打理，关于阿胶的商场风云也就没了交代。直到中华人民共和国成立后公私合营，才见那白七爷重回山东。但是请注意，他坐着驴车，一路逶迤而去的地方不是济南，而是东阿县。

这一点表明，白家的生产基地后来转移到正宗产地，其间肯定有些波澜故事，可惜电视剧没有交代。

白七爷空手套阿胶的故事毕竟是小说家言，杜撰的成分偏重，但查之历史，明清以及民国时期，东阿阿胶的商业的确极其发达，留下了大量 商业传奇。

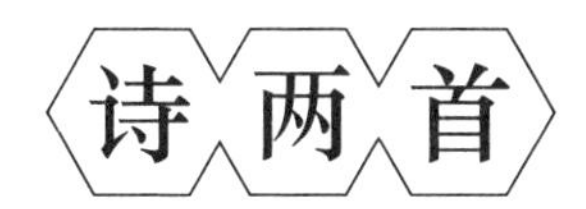

黄河

唐·罗隐

莫把阿胶向此倾，此中天意固难明。

解通银汉应须曲，才出昆仑便不清。

高祖誓功衣带小，仙人占斗客槎轻。

三千年后知谁在？何必劳君报太平！

我欲往沧海

北宋·王安石

我欲往沧海，客来自河源。

手探囊中胶，救此千载浑。

我语客徒尔，当还治昆仑。

第八节

扬眉吐痰，力显国威

公元 1896 年，也就是清・光绪二十二年，在英国发生了一件小事，却被当时的人们看作是近代外交史上扬眉吐气——不，准确地讲是扬眉吐痰的一大胜利。

吐痰的人叫做李鸿章，近代史上声名显赫，所谓二十入翰林，三十为大将，四十出将入相。不过这个人好打一口痞子腔，好随地吐痰。随地吐痰当然不是什么美德，李鸿章一生吐痰无数，但最惊天动地的一口痰发生在公元 1896 年。

此时正是中日甲午战争后，腐败的清政府一败涂地，李鸿章当然是战败的罪人之一。为了挽救国运，清王朝决定派大臣出使欧洲，来个合纵连横，牵制日本。

最合适的人选是李鸿章，不过这老先生当时百病缠身，加之内忧外患，夜不能寐，哮喘的老毛病又发作了，咳嗽连连，要知道，那老人家当时已经是 74 岁高龄了。

派他出国的是慈禧太后，老太太自然过意不去，临行前恩宠备至，赏赐物件若干。其中最引人注意的是百斤阿胶。

慈禧太后之所以能掌控朝局，是因为母以子贵，之所以有子，是受惠于阿胶，所以老太太一生对阿胶青睐有加。一般人认为阿胶有助于女人补血，但李鸿章是个老爷们，慈禧太后为什么要赏赐阿胶给他呢？

史书上说，慈禧太后赏赐给李鸿章阿胶，是为了治疗李鸿章的咳嗽。

那么阿胶为什么能治疗咳嗽呢？细看《本草纲目》中关于阿胶功效的叙述，还真有滋阴润燥、益气补虚、祛风化痰清肺的作用，对李鸿章正好是对症下药。

那李鸿章携带阿胶，不远万里来

来到英国，谁知英国人出口不逊，惹得他老人家勃然大怒，扬起眉来，随口吐了一口痰，在空中划出一道漂亮的弧线，结结实实地砸落在大英帝国王宫的地毯上。消息传来，国内一片赞美，不仅不责备他不讲卫生，反而赞美他不畏强暴，算是为国人出了一口恶气。

要说这一口痰是阿胶的功劳，应该没有确凿的证据。试想，老佛爷赏赐的阿胶，他舍得吃吗？但阿胶确实有养阴润燥、止咳化痰的功能，所以，老佛爷以此赏赐患有此病的李鸿章，应该说是上级对下属用心、体恤的高明手段，老臣必更加衷心效力了。再加上阿胶能够补虚，一位长期咳喘的老人，本来就气虚，但这一口远程发射的痰，没有一定气力，是绝对做不到的，所以，难怪人们推测，这痰与阿胶的关系。

阿胶发展至今已有 2500 多年的历史，在其悠久的历史过程中，诸如以上典故数不胜数，经数代医家、药物学家的潜心研究和制胶技工的反复实践，不断舍其糟粕，取其精华，先后经过多次改革，生产工艺日臻完美。近年来，由于新技术、新工艺、新设备的不断引进，阿胶的生产有了较大的发展，但东阿人民依然尊崇“古方、古法、古料、古工艺”的原则，认为利用上等的乌驴皮，当地得天独厚的阿井水以及高超精湛的制胶工艺才能熬制出“最传统的阿胶”。

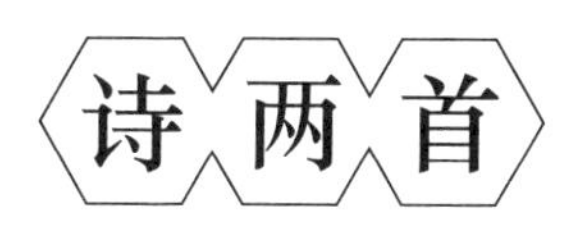

清森阁集 · 思生

明代 · 何良俊

万病皆由气血生，
将相不和非敌攻。
一盏阿胶常左右，
扶元固本享太平。

秋叶梧桐雨 · 锦上花

元代 · 白朴

阿胶一碗，芝麻一盏，白米红馅蜜饯。
粉腮似羞，杏花春雨带笑看。
润了青春，保了天年，有了本钱。

对阿胶的功效与应用大家都有所了解，但可能缺乏系统深入的认识，尤其是对其养生保健方面尚存疑惑，因此，本章主要针对日常生活中人们对阿胶所关心和疑惑的问题进行解答，以帮助大家更好地了解并正确使用阿胶。

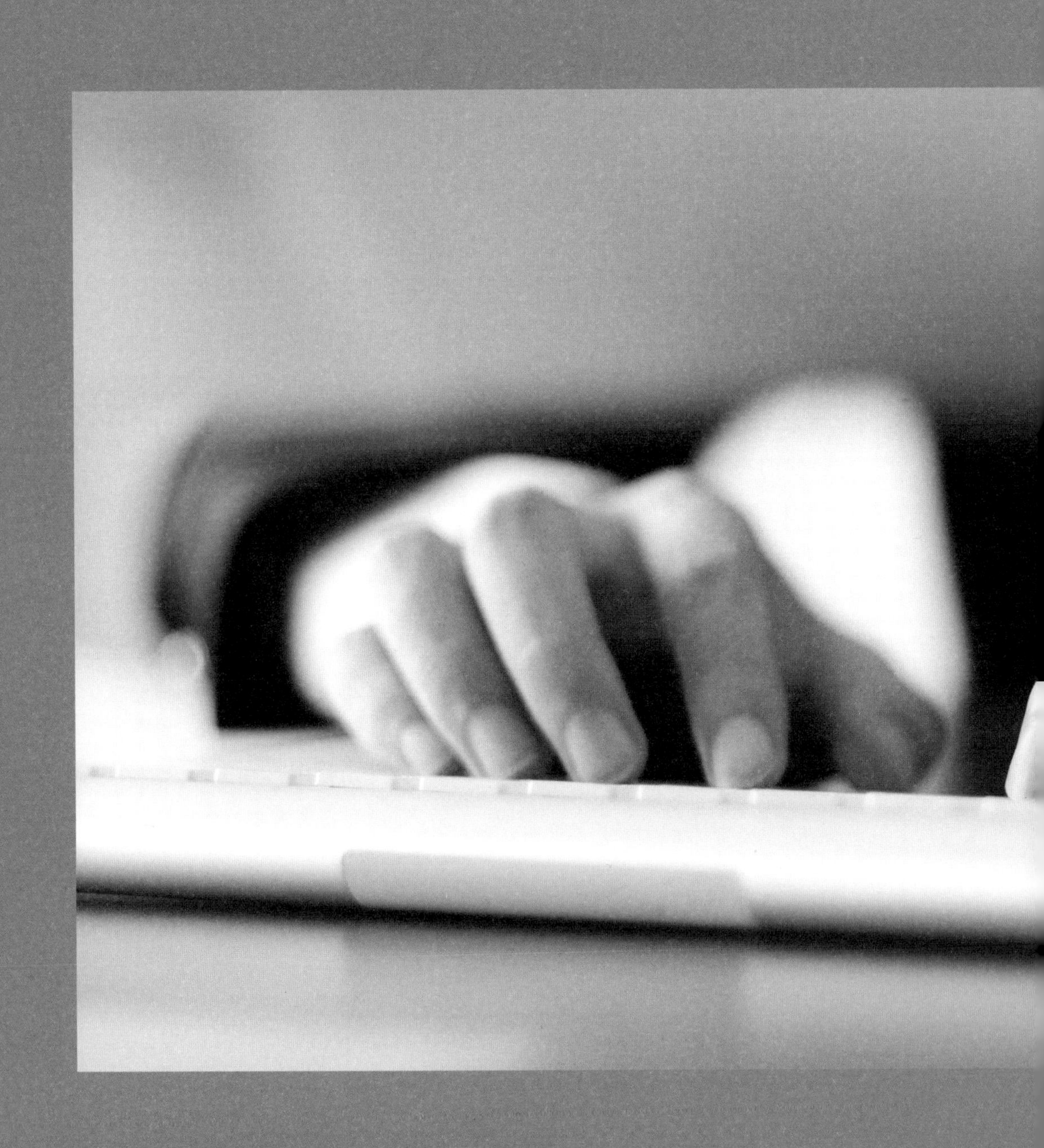

第二章
阿胶知识问答

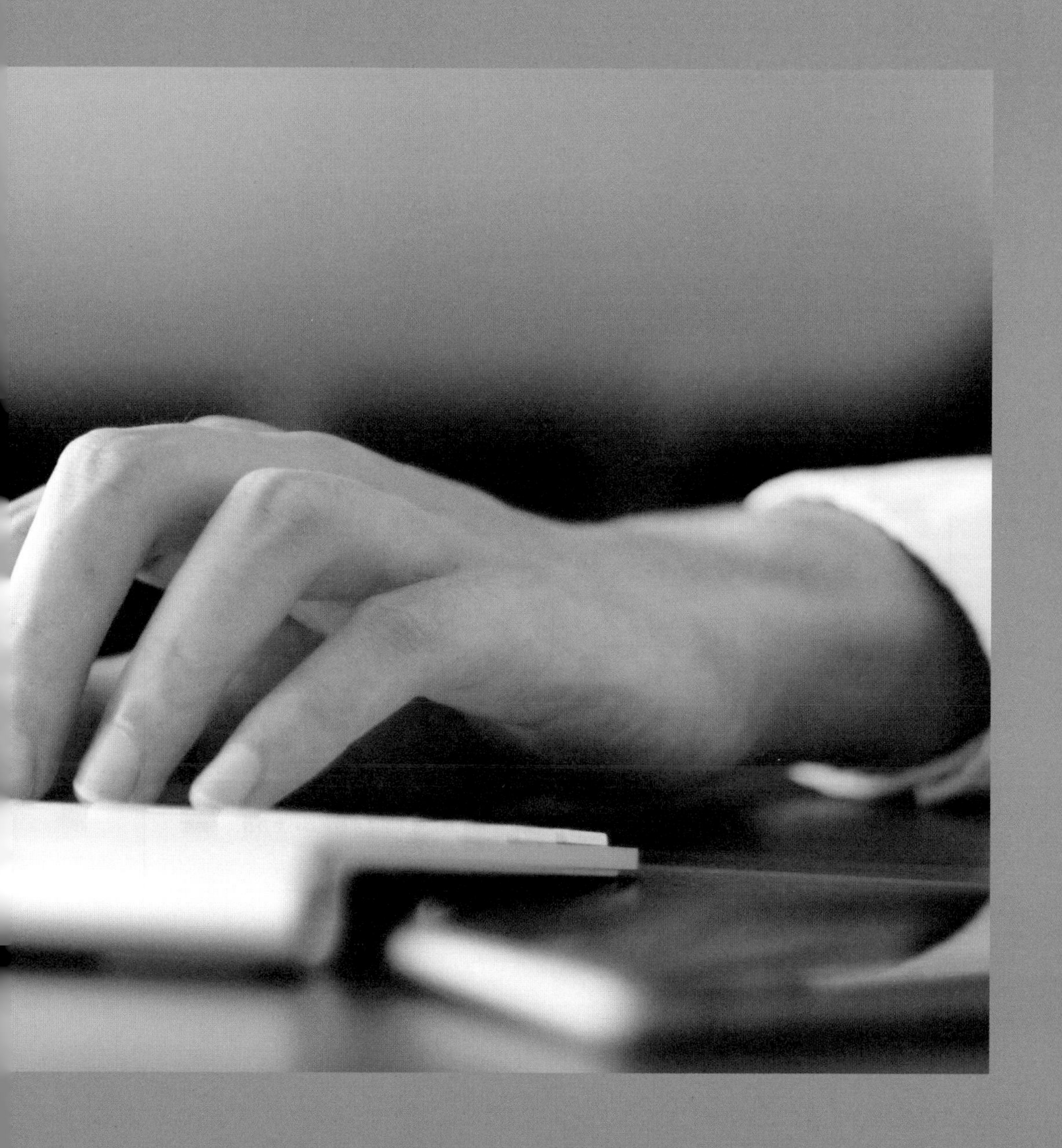

第一节
阿胶的原料与生产工艺

一、阿胶的原料

1. 为什么生产正宗东阿阿胶的原料必须是东阿水和纯驴皮

答：首先，我们说说为什么必须用东阿水熬胶。东阿水经地下岩层砂砾过滤净化，溶入矿物质，井水色绿而质重，清洌甘美，富含钙、镁、钾、钠、锶等十多种对人体有益的矿物质。《管子》云：“其泉洁白，其人坚劲，寡有疥瘙，终无酲。”《本草纲目》也记载：“阿井水，其气味甘、咸，平，无毒，主治下膈，疏痰，止吐。”用此水煮胶，易除杂质，且能增加疗效（图 2-1）。沈括在《梦溪笔谈》中说：“东阿亦济水所经，取井水煮胶谓之阿胶，其性趋下，清且重，用搅浊水则清，故以治淤浊及逆上之痰也。”

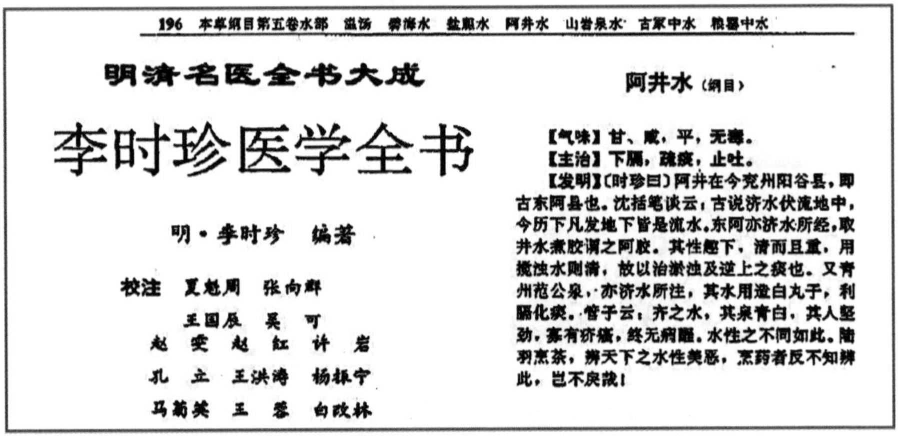

196 本草纲目第五卷水部 温汤 碧海水 盐胆水 阿井水 山岩泉水 古冢中水 粮罂中水

明清名医全书大成

李时珍医学全书

明·李时珍 编著

校注 夏魁周 张向群
王国辰 吴 可
赵 雯 赵 红 许 岩
孔 立 王洪涛 杨振宁
马菊美 王 蓉 白政林

阿井水（纲目）

【气味】甘、咸，平，无毒。
【主治】下膈，疏痰，止吐。
【发明】〔时珍曰〕阿井在今兖州阳谷县，即古东阿县也。沈括笔谈云：古说济水伏流地中，今历下凡发地下皆是流水。东阿亦济水所经，取井水煮胶谓之阿胶。其性趋下，清而且重，用搅浊水则清，故以治淤浊及逆上之痰也。又青州范公泉，亦济水所注，其水用造白丸子，利膈化痰。管子云：齐之水，其泉青白，其人坚劲，寡有疥瘙，终无痟酲。水性之不同如此。陆羽烹茶，辨天下之水性美恶，烹药者反不知辨此，岂不戾哉！

图 2-1《李时珍医学全书》阿井水记载

1980 年，山东省地质勘探局水文队曾对全国 20 多处的熬胶用水进行检测分析，证实东阿之水源自泰山与太行山两股地下潜流，积于东阿，其西北、东部及东南部三个方向阻水，西南角进水，东北部排泄，形成了一个较为完整的水文地质单元。东阿水属于隐伏型裂隙岩溶水，上有第四系土覆盖，具有良好的过滤净化和保护作用，经地下岩石层、砂层，层层过滤溶入大量矿物质及微量元素。从地下岩隙凿井汲出，水温、水质、水量稳定，水清而重，比重为1.0038，每立方米比其他地方的熬胶用水重2～3千克，因此东阿地下水对东阿阿胶的炼制和保健效果发挥具有非常关键的作用。东阿水水质重的最大优点是易于去杂提纯。熬胶化皮时，将此质重东阿之水反复注入，驴皮中的小分子胶原蛋白与水中的矿物质及微量元素相聚结合形成有机盐而沉积下来，一些无用的大分子角质成分及其他杂质则上浮于水面，可悉数除去。此法制得的阿胶，分子量小、纯度高，易被人体吸收，能迅速通达五脏六腑而滋养筋脉，从而增强阿胶的疗效，且胶块冬天不易碎裂，夏天亦不变软，便于长期储存。

2. 为什么所选必须是驴皮

答：阿胶原料在选材方面有一个演变的过程。阿胶的早期生产多以牛皮为原料。毛驴是在魏晋时期引入我国，主要来自阿拉伯之西奈半岛（栗色驴是明末清初时期从墨西哥引进）。毛驴初到中国之时，是进贡给皇帝的奇珍异兽，身份颇为尊贵，故当时无人敢琢磨用驴皮熬制阿胶，仍然沿用牛皮制胶。到隋唐时期，北方突厥为患，为“不教胡马度阴山”，历代帝王都整军、扩军，因牛皮可用于制作兵革器械，作为战略物资，民间不得私藏，必须上缴朝廷，否则杀无赦。因官家垄断牛皮，老百姓只能尝试用猪、马、骡、驴等畜牲皮替代。医药学家在各种皮制胶的应用中发现，只有用驴皮做的阿胶药效最好。《食疗本草》记载：“牛皮作之谓‘黄明胶’，驴皮作之则称之为‘阿胶’。”《本草纲目》中详细记载：“若伪者皆杂以马皮、旧革、靴、鞍之类，其气浊臭，不堪入药。当以黄透如琥珀色，或光黑如瑿漆者为真。真者不做皮臭，夏月亦不湿软。”清朝医药大家陈修园则直接指出“所以妙者，驴亦马类，属火而动风；肝为风脏而藏血，今借驴皮动风之药，引入肝经；又取阿水沉静之性，静以制动，风火熄而阴血生”。因此，东阿所产阿胶以东阿水和驴皮为原料，为历史上正宗阿胶，素有“贡胶”“真胶”之美誉（图2-2）。

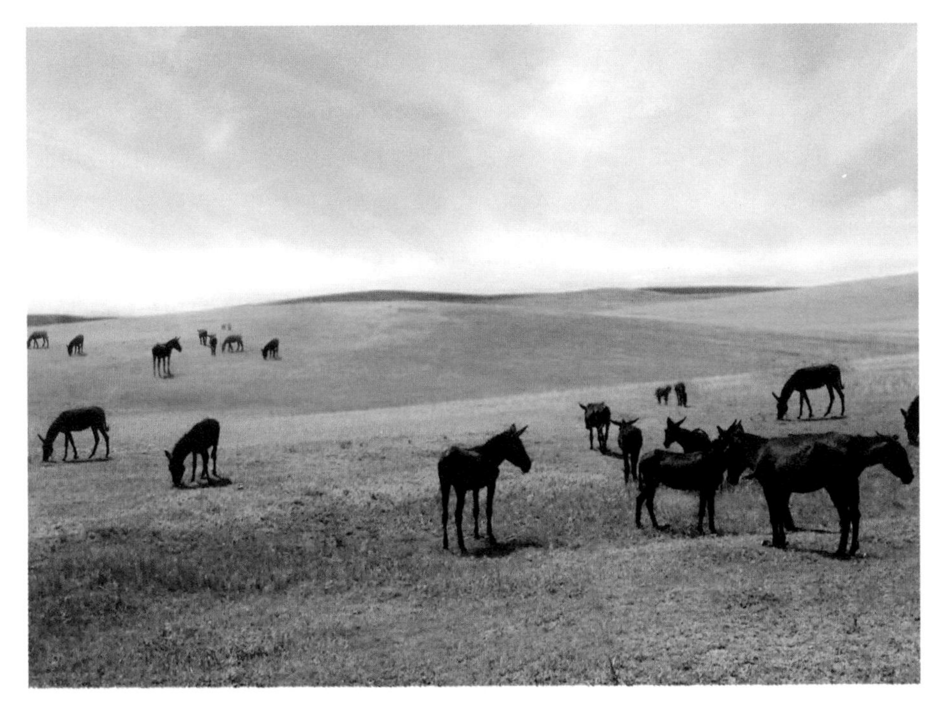

图 2-2 黑毛驴

二、阿胶是怎么做出来的

阿胶的珍贵，与其疗效显著、用料考究有关，也与严格复杂的生产工艺密不可分，那么，其生产工艺具体包括哪些方面

答：《中华人民共和国药典》2015 年版中阿胶项下规定：将驴皮浸泡去毛，切块洗净，分次水煎，滤过，合并滤液，浓缩（可分别加适量黄酒、冰糖、豆油）至稠膏状，冷凝，切块，晾干即得。主要工艺流程为：原料炮制（包括挑拣、称重、泡皮、去毛、切皮、洗皮、焯皮等）→提取胶汁→澄清过滤→炼胶提杂→浓缩出胶→凝胶→切胶→晾胶→擦胶印字→灭菌→包装入库。整个过程需要至少上百道工序，历时 40 ～ 60 天才能完成（图 2-3）。

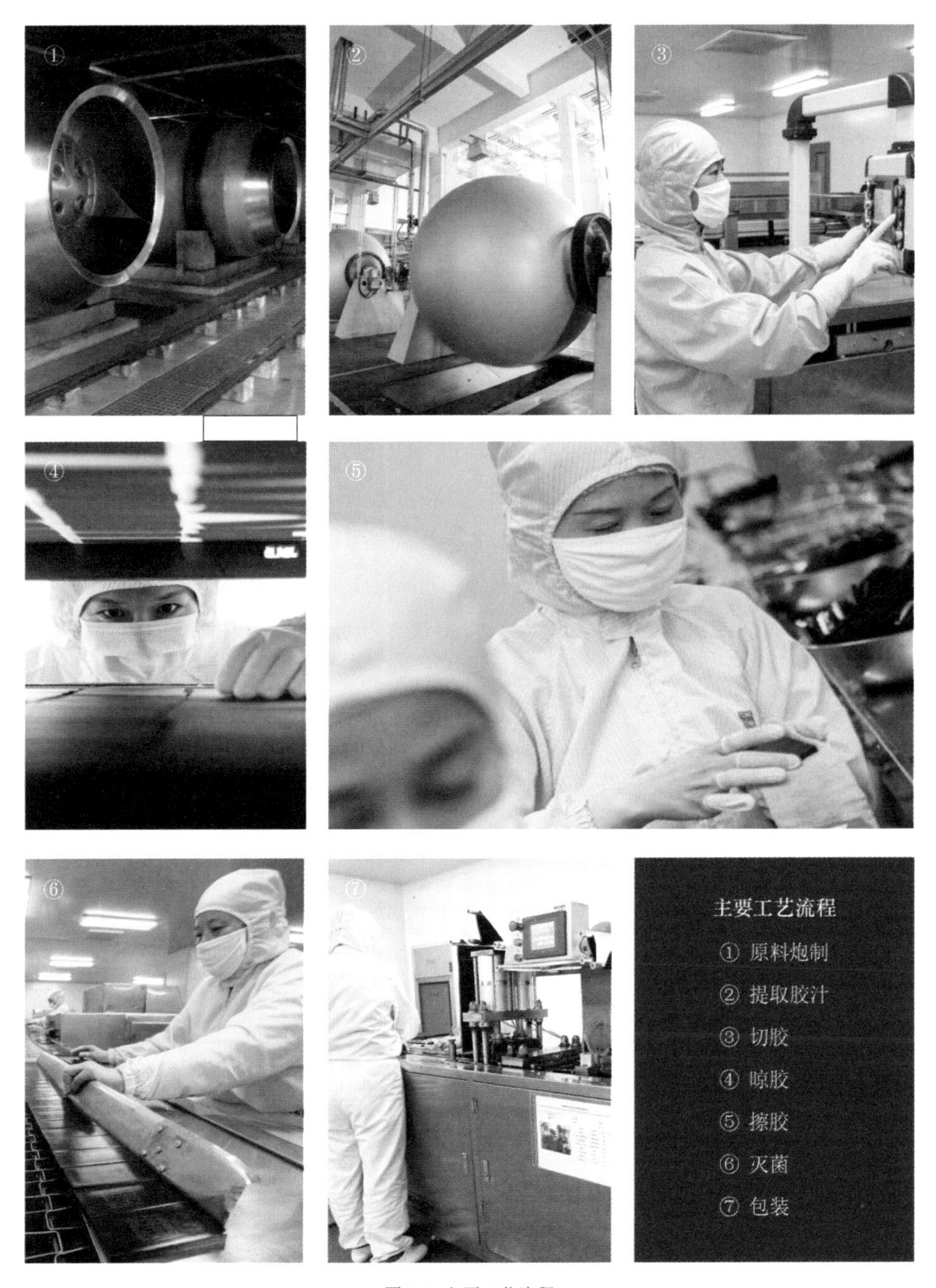

图 2-3 主要工艺流程

第二节
阿胶的功效与应用

一、阿胶的成分、功效及禁忌

1. 阿胶含有什么成分

答：阿胶的主要成分是蛋白质和多肽类物质，阿胶的胶原蛋白的含量为56.73%～82.03%。这些胶原蛋白和多肽类物质影响着人体的生长、发育、免疫调节和新陈代谢等。阿胶中还含有国际上公认的对人体有益的16种微量元素，如铁、铜、铝、锰、锌、铬、钼、锶等。此外，研究发现阿胶还含有硫酸皮肤素、生物酸等。

2. 阿胶有什么功效

答：阿胶具有补血滋阴，润燥，止血的功效，可用于治疗血虚萎黄、眩晕心悸、心烦不眠、肺燥咳嗽等疾病。《神农本草经》中记载："阿胶，久服轻身益气。"因此阿胶也适合用于日常滋补保健。

现代研究证明，阿胶对缺血性动物的红细胞、血红蛋白及红细胞压积有显著的改善作用；对血液黏稠度增加有明显的抑制作用，并可扩张微血管和降低血管壁通透性，改善微循环，使动脉血压较快地恢复到常态；可调节体内钙平衡，促进钙吸收，对年老体弱、久病体虚、易感冒等患者均有较好治疗及预防作用。此外，阿胶还具有健脑益智、延缓衰老、强筋健骨、提高机体免疫力、抑制肿瘤、抗辐射、抗肌萎缩、耐寒冷、美容养颜、调经安胎等功能。阿胶对于慢性病患者能增强体质，加强扶正祛邪的能力，但由于每个人具体病证有别、体质各异，建议遵医嘱服用。

3. 服用阿胶时注意什么事项

答：①忌油腻。②凡脾胃虚弱，呕吐泄泻，腹胀便溏、咳嗽痰多者慎用。③感冒病人不宜服用。④孕妇、高血压、糖尿病患者应在医师指导下服用。⑤宜饭前服用。

二、阿胶的食用方法

1. 阿胶一般怎样服用

答：传统的阿胶服用方法为“烊化”，即把小块的阿胶放到热水或煎好的药液中溶化，或者隔水蒸化服用；还可以打粉冲服，添加冰糖、蜂蜜调味；炖鸡、炖鱼、煲汤、熬粥时也可加入适量阿胶粉。养生用推荐阿胶打粉、烊化、微波炉融化，阿胶膏或糕等；并可根据体质及特殊需求添加不同的食物或中药，例如，推荐贫血患者熬糯米或黑米粥的同时加入阿胶、红糖、大枣等。

2. 阿胶如何粉碎

答：打开包装盒后，拿出两块阿胶，保持锡纸完整，或用洁净布包裹后放在桌上，用锤头轻轻敲打就可碎成阿胶丁，或将阿胶碎块放入打粉机打粉即可（图 2-4）。

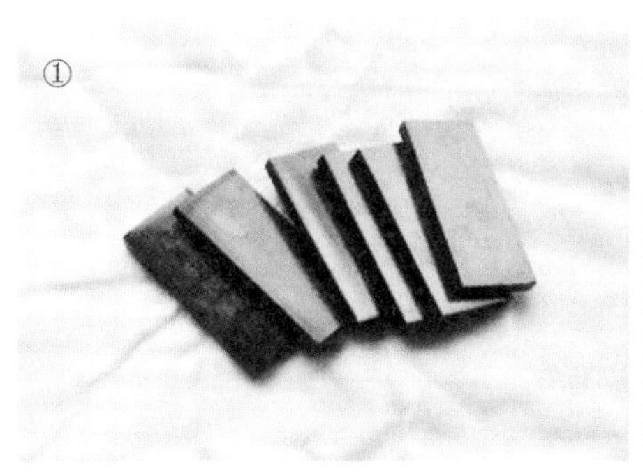
①

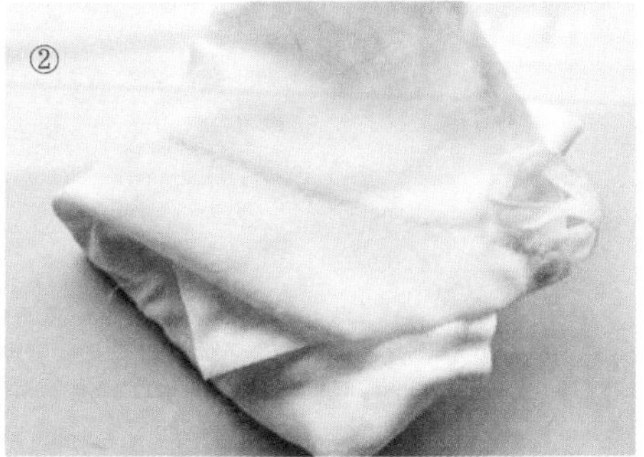
②

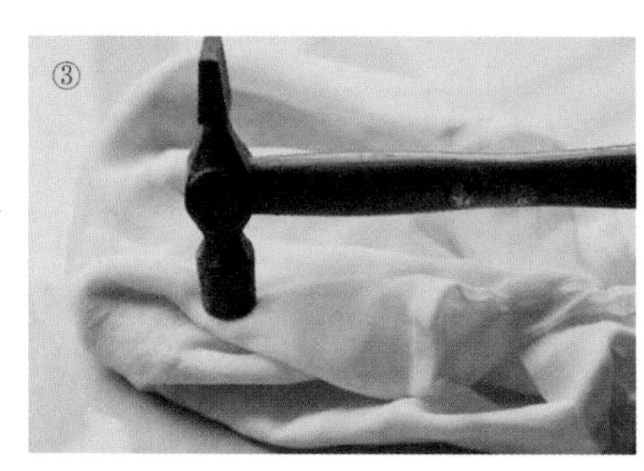

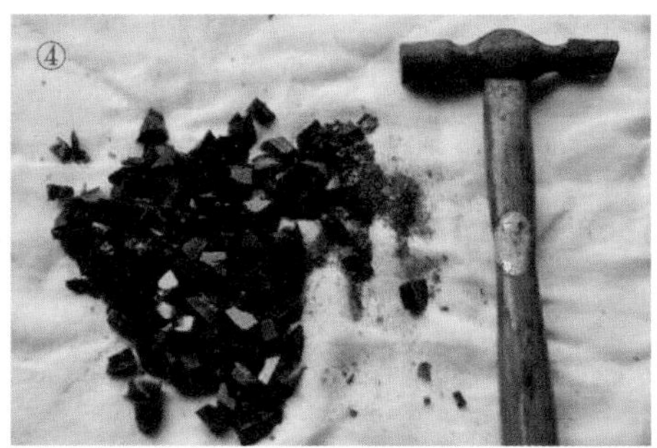

图 2-4 阿胶粉碎图

3. 打粉时把脱氧剂混进去还能吃吗

答：阿胶打粉后用开水冲服有黑色的像沙子一样的沉淀，上面还有白色的漂浮物，这是在打粉时误把脱氧剂混入。脱氧剂主要成分是铁粉或硅化铁，主要是通过氧化反应起干燥的作用。一般来说，虽然脱氧剂无毒无味不溶于水，若不小心误把脱氧剂混入，少量误食不影响人体健康，但为了安全起见，不建议服用。阿胶打粉前，应提前把脱氧剂取出，以避免出现类似情况（图 2-5）。

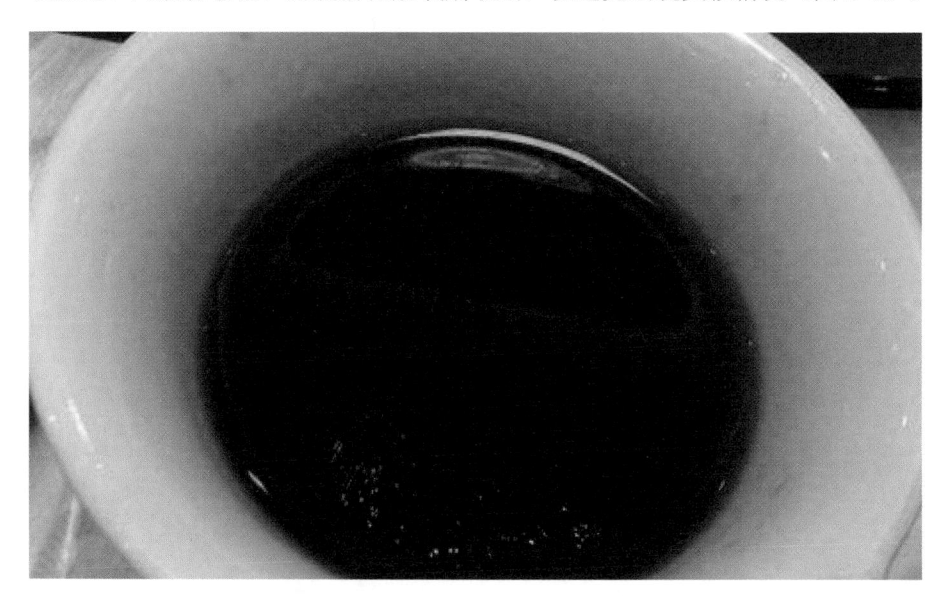

图 2-5 加入脱氧剂的阿胶

4. 阿胶在熬膏时，为什么有时候不易凝固

答：是否易凝固与制作时放的水或黄酒的量有关；熬制过程中要掌握火候，需要熬制到“挂旗”（用筷子挑起时呈类似小红旗样）的程度，才易凝胶（图2-6）。

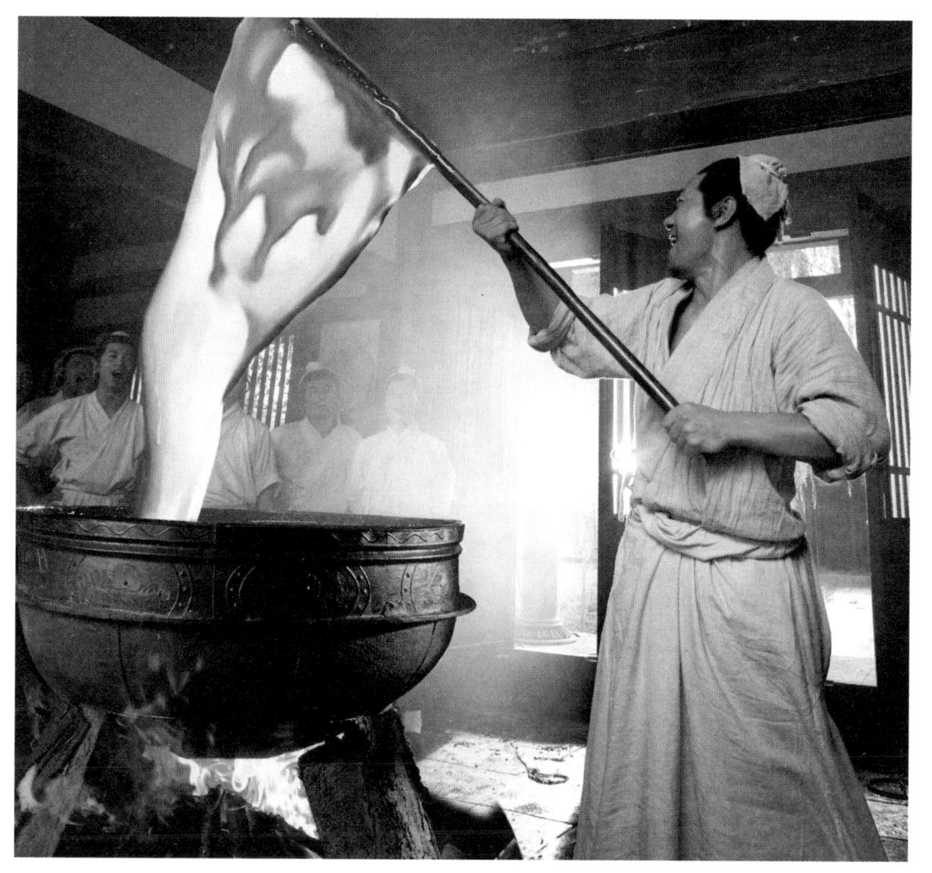

图 2-6 挂旗

5. 阿胶胶块表面的红字能吃吗

答：阿胶胶块表面的红字主要成分是氧化铁，属于国家批准的药用辅料，可以食用。

三、食用阿胶时常见的问题

1. 阿胶可以长期服用吗

答：阿胶是滋补佳品，药食两用，可以长期服用。《神农本草经》记载：“（阿胶）久服，轻身益气。”阿胶味甘性平，是传统的滋补良药，长期食用可延年益寿，美容养颜，延缓衰老，增强免疫力，提高人体抗病能力。但由于个体体质不同，建议在中医师的指导下，合理使用阿胶，以便达到预期效果（图 2-7）。

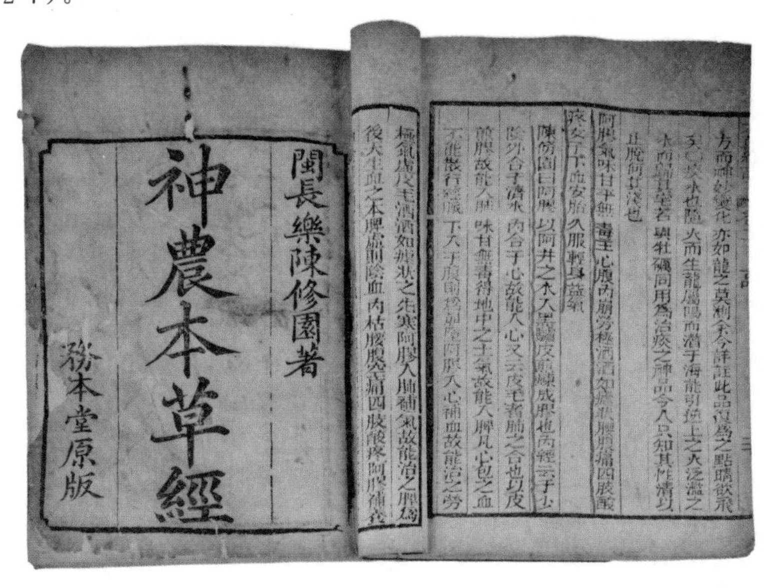

图 2-7 神农本草经（阿胶）

2. 阿胶过保质期后能服用吗

答：建议尽量在保质期内服用阿胶。研究表明，阿胶存放之后其燥性降低，稳定性较好，营养不流失，但陈年阿胶服用的前提是保存的阿胶不能变质，避免出现受潮、软化现象。

3. 阿胶每次应该服用多少量，什么时间服用较好

答：阿胶药用时一般用量为 3 ～ 9g，特殊情况应遵医嘱；具体用量要根据个体情况来定，养生保健一般用量为 3 ～ 6g。

服用阿胶，一般空腹（早晨、晚上）服用有利于肠胃吸收，如果肠胃感觉不舒服，则应饭后一两个小时后服用。阿胶可以作为食材加入到汤粥之中，进餐时可以服用。

配伍：夏季或者易上火的人不要将阿胶与黄酒、桂圆等热性物质一起服用，宜与平性物质如山药、糯米或微凉的藕粉、莲子、梨等同吃（图 2-8）。

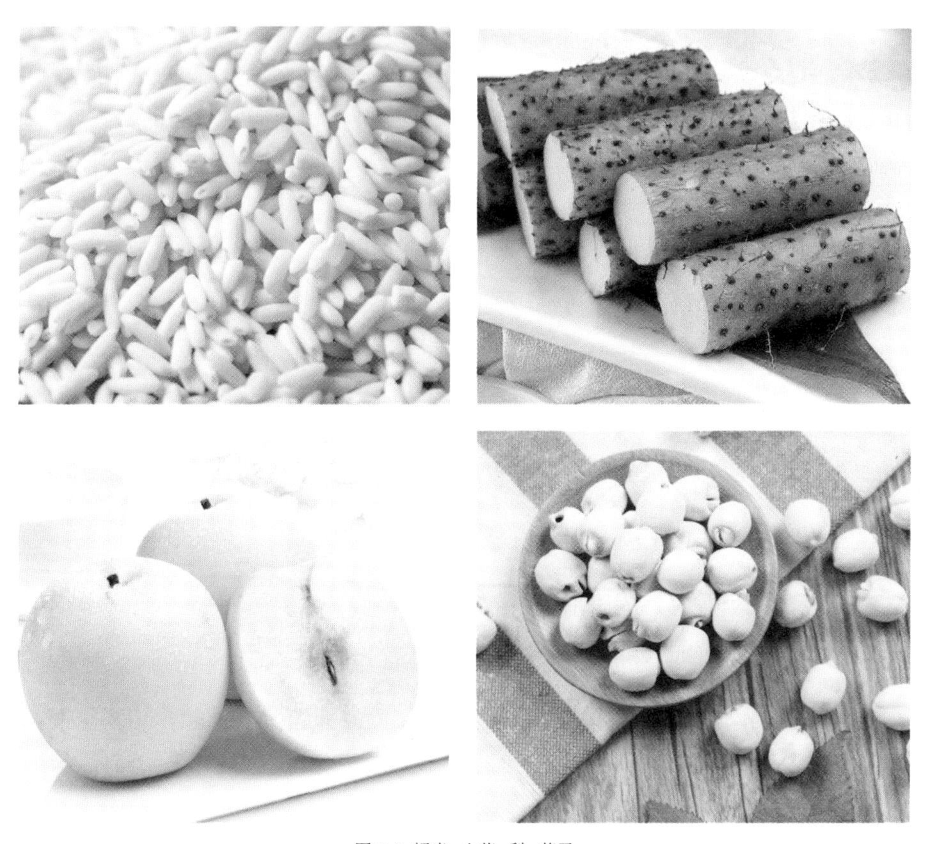

图 2-8 糯米、山药、梨、莲子

4. 服用阿胶容易上火吗，该如何避免

答：据《药典》记载，阿胶“味甘性平，归肺、肝、肾经”，服用得当是不会上火的。出现上火症状，可能与自身体质和阿胶的炮制方法有关。

体质因素：热性体质的人，比如平时易发热口渴，心烦气急，口舌生疮，小便黄少，大便秘结，舌质红，苔黄腻等，不适宜吃阿胶；感受风寒，体表毛孔闭塞，体内的热量难以经皮肤散发出来，只能从口、鼻等器官散发者；脾胃虚弱腹胀、便溏者，不足以将阿胶消化或不能将其代谢产物迅速排出体外，以及服用剂量过大等也是引起上火的原因。

阿胶炮制、加工过程中添加了黄酒等物料，有助长火气的作用。

服用阿胶后如果出现上火症状，应先停止用药，多喝水，多吃一些蔬菜水果，待火消退后，可以在饭后少量服用，服用时注意不要与热性的食品（如桂圆等）或药物同服。

总之，为避免上火，服用阿胶时应注意以下几点：

（1）服用阿胶时尽量不放糖——淡食，或稍放点盐——咸食；喜甜食的宜用冰糖。

（2）将新买的阿胶妥善保存一段时间，去除火性，待药性平和后服用。最好服用陈年阿胶，一次的量不要过大。

（3）以阿胶为基质，配制膏方时，要注意合理配伍，不要一味采用温燥的药物。

（4）加工阿胶时，为了增进药效和促进吸收，多用黄酒来浸制，这样会助长火气，对易上火的人群，可以用白开水代替黄酒。

（5）服用阿胶时，应多吃蔬菜、水果，或者同时服用具有清热作用的金银花、菊花、淡竹叶、苦丁茶等。

5. 吃阿胶会变胖吗

答：很多爱美的女性会有此担忧，其实吃阿胶不会导致发胖。大多数人长胖是因为饮食摄取的热量过多，也有部分遗传因素。阿胶主要含氨基酸和多肽类成分，而且阿胶每日用量 3 ～ 9g，剂量小，因此，服用阿胶是不会引起发胖的。此外，胖人身体是比较虚弱的，服用阿胶可增强体质。同时，有研究证实：阿胶能有效清除自由基，抑制黑色素合成，可产生美白效果。

6. 什么季节适合服用阿胶

答：阿胶四季皆可服用，春冬最佳。俗语说道："百草发芽，百病发作。"春季是所有生物欣欣向荣、推陈出新的季节，人的肝气亦开始旺盛，排浊气、畅气血，正是调养肝脏的大好时机。因此，中医又有"春宜养肝"之说：阿胶，入肝经，滋肝阴，宜于春季养肝。清代黄宫绣《本草求真》载："阿胶，味甘性平，质润，专入肝经养血。"；清代陈修园《神农本草经读》载："所以妙者，驴亦马类，属火而动风；肝为风脏而藏血，今借驴皮动风之药，引入肝经。"

从另一方面讲，中国人自古以来就崇尚人与自然的和谐统一，中医经典名著《黄帝内经》道"春夏养阳，秋冬养阴"，就是顺应自然界的变换，依据季节，在春夏阳气生发的时候调养阳气，在秋冬自然界收藏的时候调养阴气。所以，在秋冬这个万物收藏，为来年积蓄能量的季节适宜进补，并且尤适宜补阴精、养阴血。阿胶由驴皮去毛煎熬制成，来源于动物，滋腻味厚，中医上称"血肉有情"之品，滋阴养血极佳，冬日服用效果最好。

阿胶切成方丁，将阿胶丁与蛤粉同炒至疏松膨胀，不但便于保存，还降低了胶黏之性，适宜夏天服用。

中医治则中有"虚者补之"，指人体处于虚损的状态时，应当用滋补方法加以调理，服用对身体有补益、滋养作用的药品。所以，如果病情需要，无论冬夏及冷热天气，都可以服用阿胶，并无绝对禁忌。

四、阿胶的适用人群有哪些

1. 阿胶适合哪些人服用

答：阿胶性甘味平，是广泛应用的经典滋补品，药食两用。以下几类人群最适合服用阿胶：

（1）贫血患者：缺铁性贫血、失血性贫血、营养性贫血、再生障碍性贫血等。

（2）亚健康及体力脑力过劳者：阿胶有增强体质，提高抗病能力的作用。

（3）老年人：阿胶可以延缓衰老，提高抗病能力，改善记忆力，预防老年痴呆。

（4）慢性病人：阿胶具有扶正祛邪，增强体质，提高免疫力的作用。

（5）女性：可补血养血，美容养颜，孕前调补，产后康复。

血虚证患者最适合吃阿胶。《神农本草经》谓：“主心腹内崩，劳极洒洒如疟状，腰腹痛，四肢酸痛，女子下血，安胎。”《名医别录》认为阿胶“主丈夫小腹痛，虚劳羸瘦，阴气不足，脚酸不能久立，养肝气”。现代中医药教材《中药学》中描述为：“阿胶药性甘、平，归肺、肝、肾经。功效补血，滋阴，润燥，止血。”因此，阿胶最适宜血虚证的病人服用。

血虚证是指由于血液亏虚，不能濡养脏腑、经络、组织，以面部、眼睑、口唇、指甲颜色淡白，脉细弱为主要表现的虚弱证候。血虚证主要见于大病久病之后，或者思虑劳神太多，使血液耗损过多，造成血虚；或者因为脾胃和其他脏腑功能减退，不能化生血液，造成血虚。血液亏虚，脉络空虚，形体组织缺乏濡养荣润，则见颜面、眼睑、口唇、舌质、爪甲的颜色淡白，脉细无力；血虚而脏器、组织得不到足够的营养，则见头晕，眼花，两目干涩，心悸，手足发麻，妇女月经量少、色淡；血虚失养而心神不宁，故症见多梦、健忘、神疲等。因为血虚而出现这些症状的患者，都适合服用阿胶。现在临床上的血虚证多见于产后妇女、贫血患者、癌症放化疗患者，但中医的证候与现代医学的疾病并不等同，因此，还需要仔细辨别是否符合上述的症状和体征才可。

2. 哪些人不适合服用阿胶类药物

答：以下几类人群不适合服用阿胶类药物：

（1）凡脾胃虚弱，呕吐泄泻，腹胀便溏、咳嗽痰多者慎用。因为阿胶性滋腻，消化系统不好，或者有胃肠疾病的人服用量要少或者不用。

（2）有溃疡出血者必须在止血后半个月才能服用。

（3）流产及产后者需等恶露排净后才能服用。

（4）女性经期不能服用，否则会造成经量过多，月经结束才可以服用。

（5）感冒、腹泻病人不宜服用。

（6）孕妇、高血压、糖尿病患者应在医师指导下服用。

（7）3 岁以下儿童不要服用。

（8）阴虚阳亢体质的人，需要酌情减量或者减少服用频率，以防出现喉痛等上火症状。

（9）中风病人通常与血瘀有关，故不宜进补阿胶，因阿胶会增加血小板数量，从而可能引起再次中风。

（10）怀孕初期不宜服用阿胶。

3. 孕妇、产妇、男士、儿童、老人以及术后病人能不能吃阿胶，如何服用

答：因孕妇属于特殊群体，建议前三个月不要服用，如果想服用，需在医生指导下使用，三个月之后可按正常量服用。因孕妇胃肠功能常会受孕激素的影响，阿胶宜放在汤粥里，比如阿胶蛋花汤、蘑菇汤、番茄汤、粳米粥等，利于消化吸收。服用后，应该观察肠胃功能以及是否有上火等情况，若有异常，最好减量或暂停服用。

由于产妇在生产过程中会流失大量血液，极易造成失血性贫血，如服用阿胶补血，需等到恶露排尽后，服用几天后如恶露没有再出现，可放心服用。此时服用阿胶，不仅可以有效改善贫血症状，还可提高产妇及孩子的机体免疫能

力，对哺乳没有任何影响。产妇可服用的其他阿胶类药品和食品，包括阿胶补血膏、阿胶枣、阿胶糕等。

阿胶自古男女通用。女人因受经、孕、胎、产的影响，失血的机会多，因此中医有“女子以血为本”的说法，大家会误以为阿胶只有女人才可以用。其实，阿胶除了可以调理妇科疾病，还可以滋阴、润肺，而它养血止血的功效也不仅仅限于妇科血证，很多出血疾患比如咳血、吐血、便血、尿血，用阿胶配伍其他药物治疗，均可取得良好疗效。所以，只要是血虚、出血的证候，无论男女，都可以服用，没有性别差异，阿胶并不是女性的“专利”。

另一方面，阿胶能填精补肾，和补肾药同用，可以治疗因精血亏虚引起的阳痿早泄等性功能障碍和前列腺疾病。中医里面讲“精血同源”“精血互化”，这里的“精”是指构成人体的精微物质，囊括“精子”的概念。在该理论指导下，阿胶被用于治疗血精、少精、精不液化引起的不育症状，具有显著疗效。现代临床研究也表明，阿胶可以提高精子质量，增强精子活力，可以治疗精子形态异常导致的不育症。此外，南朝医学家陶弘景在《名医别录》里记载：“阿胶，微温，无毒。主丈夫少腹痛，虚劳羸瘦，阴气不足，脚酸不能久立，养肝气。”文中明确指出对于男子，阿胶可以补肝肾，强壮体质。此外，阿胶能抗疲劳，提神醒脑，增强机体活力。对于工作、精神压力非常大的现代男性来说，可以适当服用阿胶。阿胶还能润肺养肺，对经常吸烟的男士，服用阿胶对其健康也很有益。

总之，阿胶作为补益之品，男女皆可服用。

儿童因肠胃功能较弱，建议到六岁以上再吃阿胶。因身体虚弱，免疫力低的儿童可以根据医嘱适量服用，服用量宜在 3g 以下，最好采用将阿胶放入汤粥之中的吃法，这样有利于养护胃气。

老人因年老体衰，免疫力也逐渐降低，更应该服用阿胶来强身健体。若肠胃功能不佳者，可将阿胶粉放入汤粥中服用以养胃。同时，老年人因年迈体衰、气血不足、津液亏虚，而有便秘的症状者，可以阿胶、蜂蜜一同冲服，养阴润燥，缓解便秘的症状。阿胶还可以有效预防老年人骨质疏松症的发生。因此，老年人是可以吃阿胶的。

阿胶能补血养血，强健体质，增强免疫，因此有利于术后病人恢复健康。

4. 各种患者（如贫血、心脑血管病、高血压、高脂血症、糖尿病等患者）如何服用阿胶

答：对于贫血患者，阿胶对缺铁性贫血、失血性贫血、营养性贫血等有着显著的疗效。如果贫血程度较重，可适当加大服用量，但每次不要超过三分之一块（约 10g），早晚各一次，同时酌情配合其他对症治疗的药物，以提高疗效。

对于心脑血管病患者，阿胶有增强体质，预防疾病的功效，因此对于久病体弱者有较好作用。建议此类人群应在医师指导下使用，尤其在病情不稳定时应慎用。有明显气血不足的心血管病患者，病情稳定时，可在冬季进补阿胶；有怕冷、腰酸等阳虚证候者，可配入黑芝麻、核桃仁；平时脾胃虚弱者，可加入陈皮、山药，以防伤胃。以上诸品，或可炖鸡、炖鸭，或可熬汤。但若老年人内有蕴热，表现为心烦急躁、舌红、舌苔黄腻，则不适合进补阿胶。

对于高血压患者，服用阿胶时，需要将黄酒制剂改为水制剂，但保质期会缩短，同时嘱咐其低盐饮食，并要服用降压药，与阿胶错开两小时。

对于高脂血症患者，高脂血症是指血浆中总胆固醇（TC）和（或）甘油三酯（TG）高于正常水平的一类代谢性疾病。高脂血症患者血脂升高与机体脂代谢、遗传因素有关。阿胶虽然含有少量的脂类，但脂类为豆油，属不饱和脂肪酸，对高脂血症不构成危害。

对于糖尿病患者，糖尿病患者可以服用阿胶及其制剂，但在制作阿胶糕时，不加冰糖，或用木糖醇代替冰糖。如果糖尿病伴有贫血、心悸、燥咳、咳血、产后血虚等症，可在医师的指导下服用阿胶。比如糖尿病中证属肺胃燥热者，可根据患者临床症状选用清燥救肺汤（含有阿胶）治疗；糖尿病并发失眠症，

属于心火上炎、心血亏虚者，食疗配方可用黄连 3g，白芍 6g，阿胶 5g，鸡蛋 1 个，先将黄连、白芍煎水至 500mL，去渣，放入阿胶烊化，鸡蛋去清取黄，入药汁中搅匀（图 2-10），睡前顿服，连服 7 天，用以养血安神、清热泻火。若糖尿病患者无上述症状，可不选用阿胶。另外，阿胶可补充糖尿病患者易缺少的氨基酸、微量元素等。临床有报道复方阿胶浆对治疗糖尿病视网膜病变疗效确切，但是糖尿病病人应根据自身情况在医师指导下使用。

对于颈椎病、关节炎、风湿性疾病患者，长期的慢性劳损以及风、寒、湿气的刺激都容易产生骨退行性疾病，比如颈椎病、腰肌病、老年骨关节炎等，慢性劳损、风、寒、湿的刺激都容易使软骨组织受损。阿胶由胶原蛋白组成，这正是人体软骨组织的重要组成成分，阿胶还能促进钙的吸收、储存，因此可以有效保护并为人体软骨组织提供营养，延缓其衰老速度。

对于肿瘤病人，实验表明，阿胶、复方阿胶浆均能抑制肿瘤细胞生长，延长癌症患者生存期，改善其生活质量。中医临床上常用阿胶配以其他药物治疗白血病、鼻咽癌、食道癌、肺癌、乳腺癌等。作为化疗患者的辅助药品，阿胶可减轻其他药物和化疗的毒副作用，有助于顺利完成治疗过程；还可提高肿瘤患者淋巴细胞转化率，抑制肿瘤生长，改善患者症状，延长生存期。

对于低血压患者，低血压是由于气虚、血虚、肾虚等原因导致，低血压患者容易出现头晕、乏力、心慌、气短等不适症状，如果是气血两虚，适于服用复方阿胶浆、阿胶补血膏、阿胶补血颗粒等产品。

5. 贫血患者是否可以只吃阿胶，不服用铁剂

答：贫血患者应及时就医，明确贫血的中、西医诊断，力争查明病因，谨遵医嘱，切勿盲目服用药物。

贫血并不是一个独立的疾病实体，它可能是很多种疾病的综合表现，在红细胞成长的过程中，血红蛋白合成的过程中任何一个环节出现问题都有可能出现贫血。所以出现贫血，首先应去医院就诊，明确具体是何种疾病，不可延误

诊断、治疗。因为最好的治疗是针对病因的治疗，比如有些人贫血是由于胃溃疡反复出血导致，当溃疡治愈，贫血也会很快恢复。

缺铁性贫血是最常见的贫血症，铁是合成血红蛋白必需的元素。铁的吸收、转运、存储、排泄再利用的过程出现问题就会导致缺铁性贫血。对于这种贫血，口服铁剂是常规的治疗方法，但缺铁性贫血是否能得以根治的关键是去除病因，口服铁剂可以缓解病情，若未去除病因，贫血难免复发并且可能延误原发病。除此之外，造成贫血的疾病还有再生障碍性贫血、缺乏维生素 B_{12} 导致的巨幼红细胞贫血、溶血性贫血等，这些疾病都不需要口服铁剂。

贫血属中医血虚、血枯等范畴，中医的辨证论治与现代医学的疾病分类有一定差异，依据不同的症状表现，将疾病划分为不同的症状，所以，同为贫血，会有不同的证候、病机，治法也会相应有差异，只有严格的辨证，依据证候对证遣方用药，才能收到满意的疗效，而阿胶不一定适用于所有的证型，因此，并不能说所有的贫血患者都适合吃阿胶。

总之，贫血的病人是否适合吃阿胶，是否需要服铁剂，要依据具体贫血的病、证不同而权衡。

6. 体健无病的人可以吃阿胶吗

答：身体健康无病的人可以吃阿胶，但要注意方法与剂量。阿胶在历代本草中，就有“治未病”的记载，通过提高免疫力的功能而预防气血不调引起的疾病发生。长期正确服用阿胶的人不仅脸色好，而且免疫力高，不容易感冒。但是，阿胶毕竟是药品，如果服用过多，或者不对症，可能适得其反。所以，若要长期或者大量服用阿胶，最好在中医大夫的指导下进行。

7. 脱发者服用阿胶能促进头发生长吗

答：中医理论认为“发为血之余”，也就是说头发的生长需要肝血和肾精的滋养。精血同源，相互化生，阿胶中含有大量的氨基酸、蛋白质与微量元素，既能补肝血，又能补肾精，可以促进血红蛋白的生成，提供头发生长代谢必需的营养物质。长期服用，可以起到生发、乌发的作用。

但由于造成脱发的原因很多，如果出现脱发应尽早到医院进行相关诊断并对症治疗，保持愉快心情，少吃辛辣刺激性食物和油脂过高的食物，保证充足的睡眠，对治疗脱发大有裨益。

五、现代人对阿胶的新应用

1. 阿胶可以美容吗

答：阿胶可以美容。《全唐诗》之《官词补遗》中有一首诗写到：“铅华洗尽依丰盈，雨落荷叶珠难停，暗服阿胶不肯道，却说生来为君容。”记载的是杨贵妃久服阿胶来保持美貌。阿胶历来是养血圣药，服用阿胶美容养颜的历史故事也由来已久。

那么，阿胶为什么可以美容养颜呢？阿胶是用驴皮熬制而成的，含有丰富的胶原蛋白、维生素和微量元素，它们不但对皮肤有营养作用，还起到延缓衰老的作用，可以保持肌肤的光泽和弹性。华东理工大学的一项最新研究发现，阿胶具有显著的抑制酪氨酸酶活性以及抑制黑色素合成的作用，从而起到美白效果。中医美容学认为，人体的美丽建立在脏腑经络功能正常、气血津液充足的基础之上，并提出“有诸内者，必形于外”的观点。现代研究发现，人的肤色受到黑色素的影响，黑色素由黑色素细胞产生，产生过程通常认为是酪氨酸在酪氨酸酶的作用下，产生多巴，进而产生多巴醌，再进一步生成黑色素。酪氨酸酶属于氧化还原酶，是黑色素合成过程中的关键酶，其活性大小对黑色素的形成量起决定性作用。

华东理工大学研究人员选择广泛使用清除自由基的营养补充剂——水溶性维生素 E 为阳性对照，研究阿胶去 ABTS 自由基的能力，发现阿胶能显著提高人体皮肤细胞的抗衰老能力。但其抗衰老的作用并不局限于此，通过提高皮肤细胞自身的SOD活力，使皮肤具有更多的SOD，从而发挥抗衰老功能。由此说明，阿胶能够提高皮肤细胞内在和外在的抗氧化能力，从而使皮肤细胞更健康，不易老化。所以说，阿胶的美白功效是有科学依据的。

2. 阿胶有防辐射的作用吗

答：所谓防辐射，其实是指抵抗辐射造成的人体伤害。真正的防辐射，只有躲避辐射和穿防辐射服了。虽然古人没有辐射这个概念，也不会用阿胶去防辐射。但根据中医医理和现代研究证实，阿胶具有防辐射的作用。中医理论认为，辐射射线属“热毒之邪”，侵入人体后易伤阴耗气，损精灼液，导致脏腑功能失调，严重者可影响气血生化，出现气阴两亏之证，故辐射对人体骨髓造血功能的抑制属虚证范畴。因虚与血瘀、血虚、气虚有关，所以活血、补血、升白和增强免疫功能的中药可以在一定程度上起到防辐射的作用。

阿胶具有补血止血、滋阴润肺的功效，能促进血液中红细胞和血红蛋白的生成，提高机体耐缺氧、耐寒冷、耐疲劳和抗辐射能力。研究表明，阿胶对放射线照射后的小鼠有防护作用。辐照前用阿胶液给药 3 天或 7 天能够明显提高辐照小鼠的存活率，且照射前给药 7 天比照射前给药 3 天的防护效果好。

阿胶可以通过两方面的作用减轻辐照对机体的影响：一是促进造血相关细胞因子分泌，促进造血系统恢复，升高受辐照小鼠外周血白细胞、红细胞数量和血红蛋白含量，减少射线对小鼠造血干细胞造成的损伤。喂养阿胶后，受辐照小鼠血清中的白介素 -6（IL-6）和粒细胞集落刺激生物因子（GM-CSF）含量明显升高，免疫力提高，可以促进机体造血系统的恢复和减轻炎症反应。二是增加机体自由基清除酶的表达，减少自由基对造血系统的破坏。辐射损伤的另一个主要途径就是射线产生大量的自由基破坏细胞的结构和功能。研究表明，阿胶活性组分能够明显降低骨髓细胞内氧自由基（ROS）含量，提高血清和脾脏内自由基清除酶超氧化物歧化酶（SOD）和谷胱甘肽过氧化物酶（GSH-Px）的含量，从而起到对辐照的保护作用。

六、含阿胶的成药及其相关问题

1. 复方阿胶浆

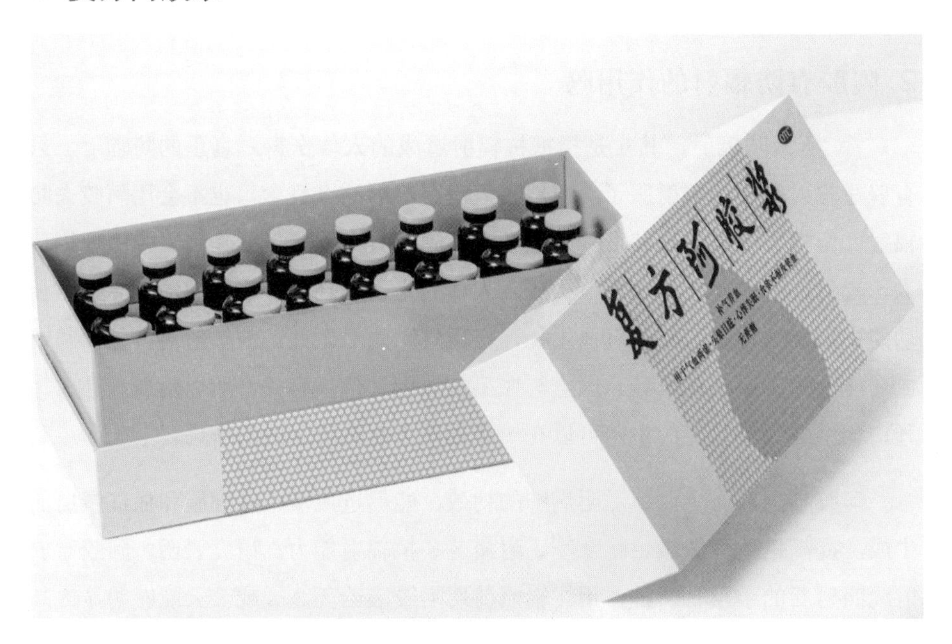

（1）什么情况适合使用复方阿胶浆

答：气血两虚引起的头晕目眩、心悸失眠、食欲不振、贫血、白细胞减少症均可服用。

（2）服用时间和剂量

答：复方阿胶浆属中药制剂，一般饭前服用，一次一支，一日三次；如果消化功能不是很好，可以改在饭后服用或减量服用。复方阿胶浆八盒为一个疗程；一般首次推荐服用量为 1 ～ 2 个疗程，根据个体差异、病情轻重程度见效时间长短不一，多数患者一个疗程均有一定疗效。

（3）各类人群如何服用

答：除说明书规定，小儿、孕妇、高血压、糖尿病患者应在医师指导下服用外，其他一般均可按照说明书规定的一次一支（20mL），一日三次服用；如服用过程中出现轻微上火现象，可减量服用，并多喝白开水或多吃水果，身体逐步适应后再按规定剂量服用。

（4）有何服用禁忌

答：按照说明书要求服用，主要注意以下事项：

本品含有红参，不宜同时服用藜芦、五灵脂、皂荚或其制剂；本品为补气血之品，因茶叶里的鞣酸影响人体对铁的吸收，萝卜有降气的功效，不宜喝茶和吃白萝卜，以免影响药效；脾胃虚弱，呕吐泄泻，腹胀便溏、咳嗽痰多者慎用；感冒病人不宜服用；小儿、孕妇、高血压、糖尿病患者应在医师指导下服用；女性月经期间慎用；过敏体质慎用。

（5）各类患者（贫血、高血压、糖尿病、高血脂、癌症等患者）如何服用

答：贫血患者可按正常量，空腹服用，一日三次；高血压患者一般建议慎用，初期可按一日两支服用，观察对血压的影响，如无影响可按此量服用，如有影响则停止服用；糖尿病轻症患者可按一日两支的量来服用，观察对血糖的影响，如无影响，则按此量服用，如有影响则停止服用；一般糖尿病患者建议服用无糖型复方阿胶浆、阿胶补血颗粒或复方阿胶浆颗粒；高血脂患者服用方法同高血压患者；癌症病患者可适当增加剂量；中老年人或身体特别虚弱的人，建议少量服用或在医生指导下使用。

（6）服用后为何出现拉肚子、上火、腹痛、过敏等现象，该如何应对

答：易上火体质的人服用阿胶后可能会引起上火的情况，此时应先停止服用，多喝水、多吃蔬菜水果，缓解上火情况，等火消除后减量服用；如果消化

不太好，出现不消化的症状，先暂停服用，症状消失后建议在饭后或减量服用；如果过敏体质服用后引起过敏现象，应先停服，服用一些抗过敏药，消除过敏现象。服用之前，最好到医院检查一下过敏原，对引起过敏的东西禁止接触。

应当注意的是，一定要明确服用阿胶类药物的目的是什么？如果本身是易上火体质，但又没有健康问题，不建议服用；如果有贫血、血虚等需要服用阿胶类药物治疗，但又出现各种不良反应的情况，可参照上面用法服用。

（7）瓶壁有沉淀，还能喝吗

答：中药制剂允许有少量沉淀，不影响疗效和质量，《国家药典》中有明确说明，在保质期内建议摇匀后服用。

（8）与阿胶补血膏（颗粒）有何区别

答：两种药品的组方、功效、适应人群不同。复方阿胶浆气血双补，以治疗贫血和伤血为主，主要用于气血两虚引起的头晕、心悸失眠，食欲不振及白细胞减少症和贫血人群；阿胶补血膏（颗粒）益气补血，用于久病体弱，气虚血亏，适用于病后、术后、产后、经期等失血和体质虚弱人群。

（9）复方阿胶浆可以美容吗

答：长期服用复方阿胶浆可以达到美容的效果。复方阿胶浆作用是补气养血，以内养外，根据中医美容的理论，气血双补可使机体得到整体的濡养滋润，其主药阿胶具有经典的补血作用，同时为机体提供对皮肤有益的胶原蛋白。血的濡养作用可以从面色、肌肤、皮肤以及毛发反映出来，表现为面色红润、肌肤光滑、有弹性、头发黑而润泽美丽。因此，复方阿胶浆具有从气血双补方面所产生的以内养外的美容养颜作用。

（10）复方阿胶浆能长期服用吗

答：复方阿胶浆不但对气血两虚、贫血、头晕、失眠、心悸、免疫力低下有良好的治疗效果，还具有良好的预防作用，因此，只要没有出现不适症状，可以长期服用。

（11）服用过程中出现样品发酸或长白毛现象如何解决

答：一般是因储存方法或服用方法不当引起，属于变质，不应继续服用。平时服用时将药物倒入量杯使用，不可用嘴对着瓶口服用。一般打开后建议五天内服用完；夏天打开后放入冰箱内保存。

2. 阿胶补血膏

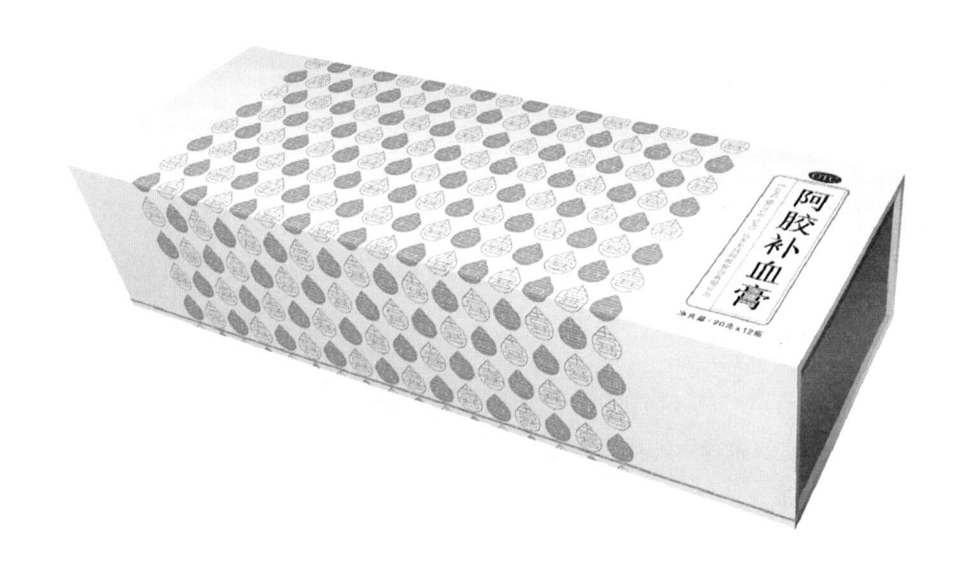

（1）阿胶补血膏有哪些作用

答：阿胶补血膏有如下作用：

①产后补血：有效改善女性由于前期妊娠和生产过程中机体受损而引起的失血性贫血，明显减少因元气损伤而造成黄褐斑和妊娠斑。

②病后、术后补血：通过补充蛋白质和多种人体必需微量元素，促进机体

阴阳平衡和气血通畅，加快身体恢复，提高机体自身免疫力。

③经期补血：对经期因失血而引起的贫血、面色苍白、头晕乏力、免疫力下降等症状有良好的改善效果。

④年老久病体虚补血：通过调节肝、脾、肾等脏腑功能，促进人体造血机能，有效改善全身无力、筋疲力尽、面色苍白、身体虚弱等症状。

（2）如何服用阿胶补血膏

答：口服或兑水服用，可加温服用。建议饭前服用，因为阿胶补血膏还具有健脾功能，饭前服用有益于消化吸收。服用量：每日早晚各一次，每次服用20g。阿胶补血膏是传统中医膏方，适合长期服用。一般连续服用两个月后效果较显著，可暂停一段时间。

（3）服用过程中有哪些服用禁忌

答：特殊病症患者要慎用；高血压患者、糖尿病患者慎用；患者应按照说明书服用或在医生指导下服用。

（4）各类患者（贫血、高血压、糖尿病、高血脂、肝炎、肾炎、慢性胃炎、抑郁症、癌症等患者）如何服用

答：除糖尿病之外，其他病症患者均可在医生指导下适量服用，有利于增强体质，缓解各种慢性病。

（5）能否与其他的中药一起服用

答：可以，建议按说明书服用或在医生指导下服用，同时服用其他中药时宜将时间错开半小时以上。

3. 真颜阿胶糕（或桃花姬阿胶糕）

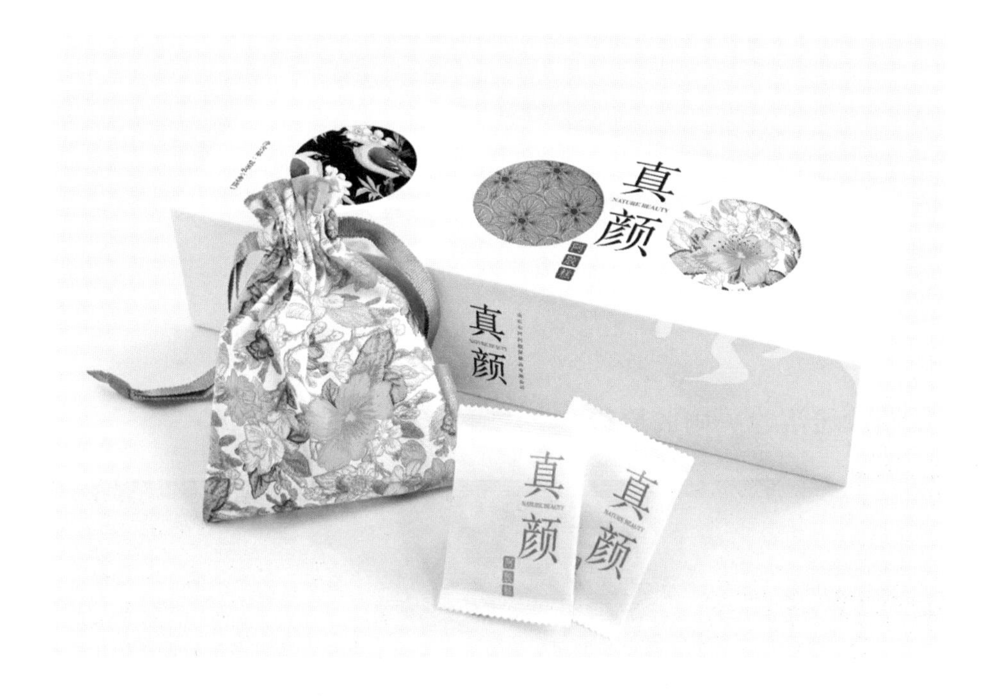

（1）真颜阿胶糕（或桃花姬阿胶糕）中阿胶的含量是多少

答：阿胶含量大概占30%左右（可用阿胶或阿胶原粉自己制作）。

（2）与阿胶膏有什么区别

答：主要配料相同，功效相近，主要是生产工艺、剂型不一样。真颜阿胶糕（或桃花姬阿胶糕）口感更好，服用、携带更方便，可作为休闲零食。

（3）对糖有禁忌的可以吃吗

答：对糖有禁忌主要是针对空腹血糖大于或等于7.0mmol/L的代谢异常者，阿胶糕中含有冰糖和黄酒，建议此类人群少吃或不吃。

（4）真颜阿胶糕（或桃花姬阿胶糕）15g 每块时，服用量是一次一块，为什么变成 7.5g 每块，服用量还是每次一块呢

答：真颜阿胶糕（或桃花姬阿胶糕）是食品，食品服用量没有特别要求，为使大家服用方便，一般是以块计数。

（5）儿童如何服用阿胶糕

答：儿童可以少量服用，不可食用太多，以免出现消化不良的情况。一般以每日不超过一块为宜。

4. 阿胶速溶粉 / 阿胶原粉

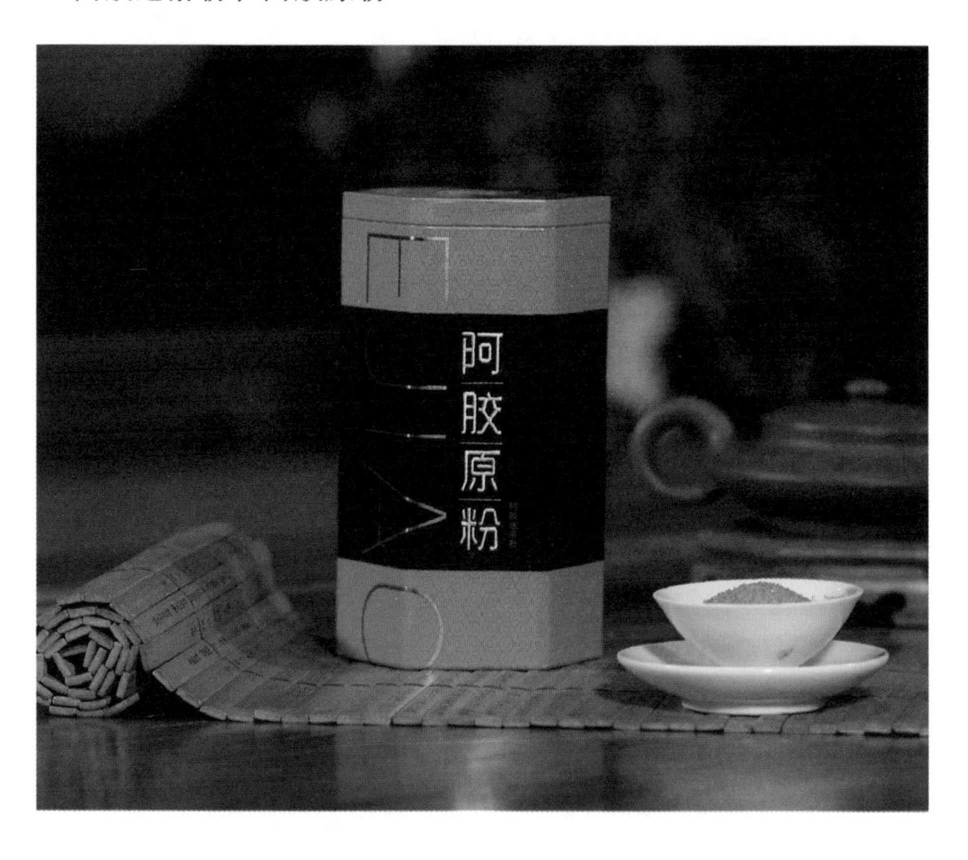

(1) 阿胶速溶粉和阿胶有什么区别

答: 阿胶速溶粉和阿胶是一种药品的两种不同形态，功效一样，阿胶速溶粉服用更方便、易溶化、易吸收、口感更好，更适合于上班族和不愿意用传统方法服用阿胶的人群。

(2) 阿胶速溶粉有哪些服用方法

答：与阿胶服用方法相同。

5. 阿胶元浆

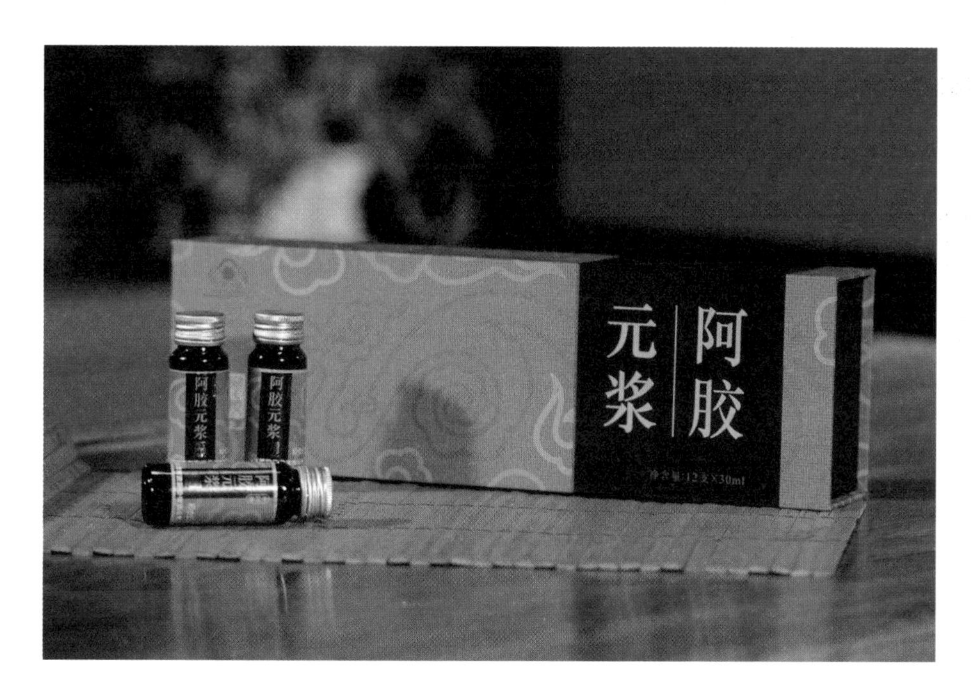

阿胶原浆如何服用

答： 饭前或饭后一小时均可服用，建议饭前服用，因为阿胶补血颗粒有健脾功能，饭前服用有益于消化吸收。早晚各服用一次，每次服用一小袋。

6. 阿胶补血颗粒

（1）阿胶补血颗粒有什么功效

答：阿胶补血颗粒的主要功能是益气补血，治疗因贫血引起的气色差、肤质差、发质差、月经不调等症状。气色差、肤质差主要体现在眼睑泛白、面色萎黄、脸色苍白、皮肤粗糙等；发质差主要体现在发质枯黄、白发、分叉、易断、掉发等；月经不调主要体现在经量少、闭经、小腹坠胀、痛经等。

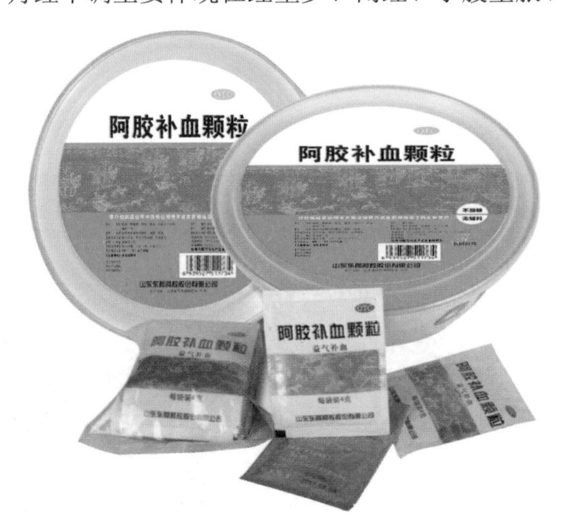

（2）阿胶补血颗粒如何服用

答：阿胶补血颗粒适用人群广泛，尤其适合中青年女性服用。根据个人喜好有三种服用方法：

①开水冲泡法：阿胶补血颗粒应用干法造粒技术，加少量水即可溶解，口感佳，服用方便。

②直接干吃法：阿胶补血颗粒适合干吃，将包装袋撕开直接倒入嘴中，口味香甜，方便易吸收。

③伴侣冲泡法：阿胶补血颗粒，可加入“伴侣”调出自己喜欢的口味，如选择蜂蜜、牛奶等颗粒伴侣，实现功能叠加，口味更好。

（3）阿胶补血颗粒不好溶化是怎么回事

答：补血颗粒需要用60℃以上的热水溶化，并搅拌5分钟，基本可以全部溶化，而且补血颗粒也可以直接干吃。

7. 海龙胶口服液

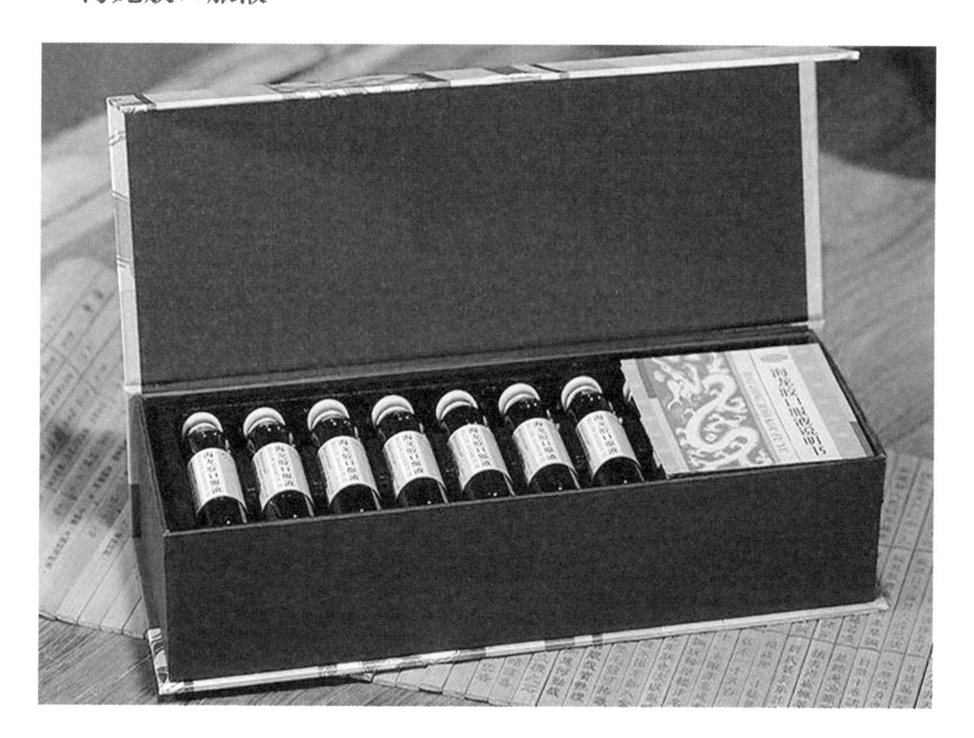

（1）海龙胶口服液的功效有哪些

答：①海龙胶口服液的功效：阴阳并补而重补肾阳，补血养阴而填精活血，诸药合用共同发挥温肾壮阳、活血止痛、填精补髓、强壮腰膝的作用，用于治疗腰酸足软，精神萎靡，面色㿠白，男子阳痿遗精，女子宫冷不孕。

②海龙胶口服液的作用机理：肾藏精，内寓真阴真阳，为生命之源。肾阴、肾阳互根互用，维持着人体的正常生理机能。如若肾阳不足，久则累及肾阴的

亏虚，终致肾虚，肾阳虚男子则阳痿，面色㿠白，腰酸足软，精神萎靡，遗精。肾阳虚，虚寒内生，女子胞宫温煦不足，宫冷不孕，阳气运化无力，气血运行不畅，瘀血内生。海龙，温肾壮阳，散结消肿，补肾阳兼活血化瘀；肉桂、肉苁蓉助海龙温肾壮阳，散寒活血；黄明胶，滋阴养血润燥，辅助海龙补益肾阳；甘草、黄芪补中益气，佐助海龙、黄明胶补益阴阳；当归、白芍、枸杞子助黄明胶补血益肾；川芎辛温，活血行气，使所瘀之血得化，所补之血得行；陈皮理气燥湿，佐制黄明胶滋腻碍胃之弊。

（2）海龙胶口服液对于女性更年期有好处吗

答：海龙胶口服液是阴阳并补而重补肾阳，补血养阴而填精活血。更年期是人生的分水岭，身体机能开始走下坡路，体质的下降会影响人的内分泌和神经系统，使人心情烦躁。此时如能服用海龙胶，滋补作为生命之源的肾阴肾阳，人的身体和精神状态都会得到较好的改善。因此海龙胶对更年期女性有较好效果。

8. 真颜阿胶糕（或桃花姬阿胶糕）与阿胶膏有何区别

答：真颜阿胶糕（或桃花姬阿胶糕）和阿胶膏配料相同，在剂型上阿胶糕是固体，阿胶膏是膏剂。真颜阿胶糕（或桃花姬阿胶糕）是食品类别，阿胶膏是保健食品类别。真颜阿胶糕（或桃花姬阿胶糕）便于携带，适于青年人；阿胶膏是瓶装半流质膏状，可以直接服用或冲水服用，比较适合儿童和老年人。

9. 阿胶水晶枣与阿胶金丝枣有什么区别

答：阿胶水晶枣属于保健品，阿胶金丝枣属于食品；水晶枣的阿胶含量比金丝枣要高；金丝枣口感相对更甜、更软。

10. 喜字阿胶、福字阿胶与阿胶有什么区别，应如何选择

答：阿胶在发展进程中，制作工艺不断发展，阿胶总体上可分为清料阿胶与加料阿胶。清料阿胶主要原料为驴皮，经过漫长的工艺改进，发展为当今只加入辅料黄酒、豆油、冰糖熬制而成的固体胶块，是目前应用最多、最广的品种；加料阿胶产生于100余年前的清代，所用原料除驴皮外，还根据中医药理论，结合病证的需要，加入其他中药材，熬制成固体胶块。这使得阿胶的应用更加广泛，治疗病证增加，起到扩大适用范围和促进疗效发挥的作用，其中最为常用的有喜字阿胶、福字阿胶等。

喜字阿胶由驴皮、当归、川芎、陈皮、白芍、红花、香附、肉桂、白芷、地黄等作为原料，冰糖、豆油、绍酒为辅料熬制而成。分析喜字阿胶的组成，大量阿胶中加入了少量的活血药、养血药、理气药、温阳药，充分体现了中药补血的理论内涵。加入少量活血药可有利于体内衰老血细胞的清除，以源源不断地产生新的、活力强的血细胞，体现“瘀血不去，新血不生”的中医药理论；以少量理气药来防气滞血瘀，疏畅气机，使血能周流全身，生生不息，体现了“气血互根互用”“气滞则血瘀”等中医理论；中医又有“阳化气”之说，微微补阳，以动生气；另加入补阴药，体现“阴血同源”。纵观全方，对血的产生、成熟、衰老等各环节均有益处。因此，喜字阿胶对久病虚衰，阴血亏虚，胎动不安，产后血虚，崩漏，咯血，衄血，尿血，便血等，或贫血日久，久病瘀血的患者最为适宜。

福字阿胶以驴皮为主要原料，经古法熬制成阿胶原液，再加入少量理气药陈皮，使补虚而不滞气，特别适合气滞血虚型患者，表现为平常情绪不舒，时常生气，有话难言，胸闷气短而引起的虚劳咳嗽，咯血，吐血，衄血，妇女崩漏，胎动不安等证。

喜字阿胶、福字阿胶的成分主要为阿胶，占其中98%左右，其他药材量小，多为佐使之品，增强阿胶功用的同时，还防止阿胶黏腻之性，为保健养生、临床治病的常用之品。

第三节

胶类药真伪鉴别及储存

1. 如何鉴别阿胶的真伪

答：真品阿胶来源为马科动物驴的干燥皮或鲜皮，经煎煮、浓缩制成的固体胶呈长方形块或正方形丁块状，块形平整，大小一致，边角整齐；表面为棕色至黑褐色，有光泽；质硬而脆，易断，碎片对光照视，呈棕色半透明状；断面光亮无油孔、气孔；打碎后放入杯中，加沸水适量，3 ～ 5 分钟后胶块即可溶化，胶液澄清，有胶香气，无异物，尝之味淡、微甘（图 2-9）。

伪品胶，其来源为马皮或其他杂皮，熬制而成的胶块不规则，大小、厚薄不一，块与块重量差异较大，色泽无光，外形不光滑、不平整，表面乌黑色；对光透视色泽较暗或不透光，质硬而不脆、不易碎或弯曲变形，断面灰黑色，不光亮；容易发软黏合；不易溶化，浸液浑浊，有絮状物，并有刺激味或腥臭味（图 2-10）。

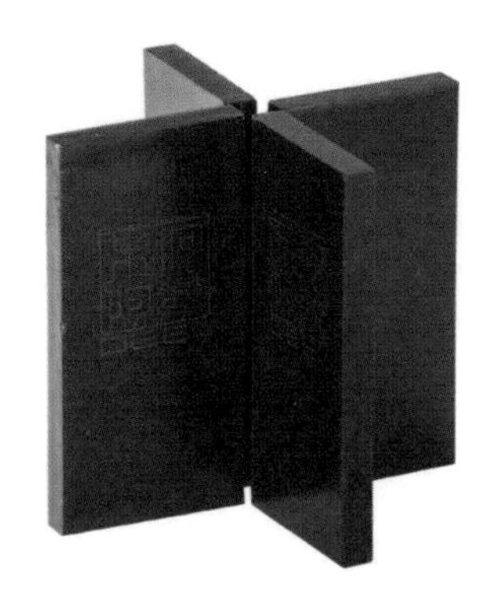

图 2-9 东阿阿胶块

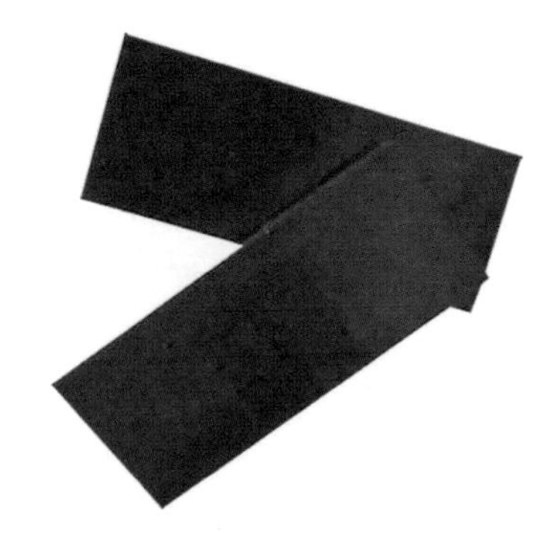

图 2-10 伪品胶

2. 为什么有时冲服阿胶粉以后在水溶液上面会浮有一层白色的物质

答：正品阿胶含有大量胶原蛋白、氨基酸、钙等成分，当搅拌后会出现类白色漂浮物，不属于变质现象。

3. 其他胶类品种有哪些，如何区别应用

答：与阿胶相似的胶类品种包括黄明胶、海龙胶、龟甲胶、鳖甲胶、鹿角胶、花胶等。

（1）黄明胶

别名：水胶、牛皮胶、广胶（图 2-11）。来源为牛科动物黄牛皮，其功能主治为滋阴润燥，养血止血，活血消肿，解毒。主虚劳肺痿、咳嗽咯血、吐衄、崩漏、下痢便血、跌打损伤、痈疽疮毒、烧烫伤。

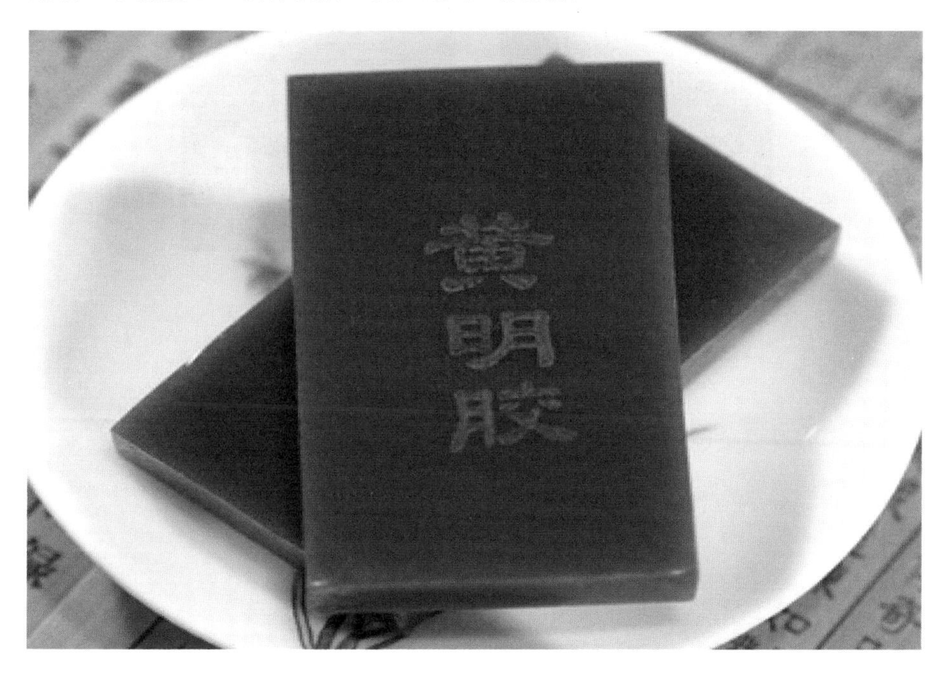

图 2-11 黄明胶

(2) **海龙胶**

海龙胶是以海龙为主熬制而成的胶块(图 2-12),其功能主治为:温补肾阳、活血止痛、填精补髓、强壮腰膝。用于腰酸足软、精神萎靡、畏寒怕冷、面色皖白、男子阳痿遗精及女子宫冷不孕。海龙胶能改善神疲乏力、失眠健忘、腰膝酸软、头昏脑胀、畏寒怕冷、阳痿早泄、胸闷气短、发落齿摇等一系列现代男性综合征,该症状长期得不到改善将导致高血压、冠心病、慢性前列腺炎、糖尿病等多种慢性疾病。

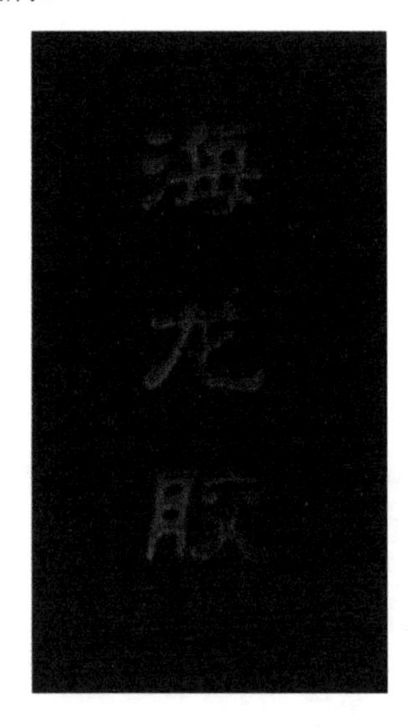

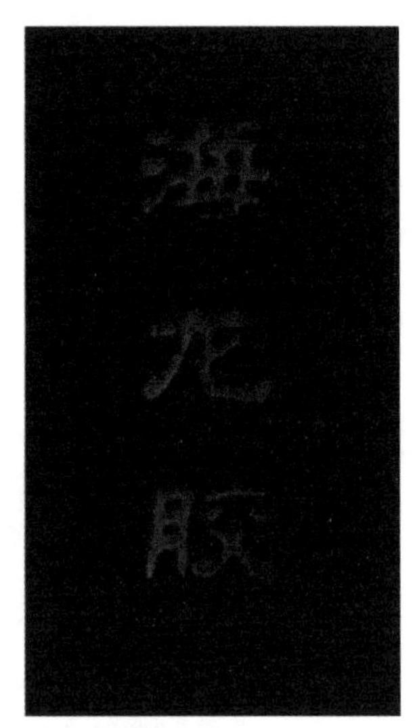

图 2-12 海龙胶

(3) **龟甲胶**

龟甲胶是以龟甲为原料熬制的胶块。性状为长方形的扁块,深褐色,质硬而脆,断面光亮,对光照视呈透明状;气微腥,味淡。功能主治为滋阴,养血。用于阴虚潮热,骨蒸盗汗,腰膝酸软,血虚萎黄。

(4) **鹿角胶**

别名:白胶,古时称其为“鹿角仙胶”。来源为鹿科动物梅花鹿或马鹿的角。性状是呈黄棕色，上部有黄白色泡沫层，质脆，易碎，断面光亮。功能主治为滋补肝肾，填精止血。可用于治疗肾虚、精血不足；虚劳羸瘦、头晕耳鸣；腰膝酸软，阳痿滑精；宫寒不孕、胎动不安、崩漏带下；吐血、衄血、咯血、尿血；阴疽疮疡等。近期研究发现，鹿角胶有增加白细胞数量、治疗大脑水肿等作用，可用于癌症化疗后遗症。

4.阿胶储存过程中应注意什么

答：阿胶质量与原料来源、操作工艺等有直接的关系，但在储存保管过程中，如果储存不当，就会引起变异现象。常见的变异现象主要有变软溶化、粘连、霉变、变色、发臭等。

(1) 变软溶化及粘连

《中华人民共和国药典（2015 年版）》一部中阿胶项下规定，阿胶的含水量应控制在 15%以下，储存温度控制在 20℃以下。在此条件下储存阿胶一般不会发生变软溶化现象。但若储存条件发生改变，阿胶吸潮或受热后则容易发生软化，甚至还可能发生溶化。

粘连是指胶块与胶块或包装材料粘连在一起，常因储存房间的温度过高或湿度过大、包装不严等原因所致。此现象是阿胶储存过程中发生的主要变异现象。

(2) 变色、发臭、霉变

实验证实，阿胶在温度较高、相对湿度较大的环境下，易出现变色、发臭、霉变。若含水量和相对湿度均在安全范围内，夏季温度对阿胶的储存保管影响不大。

霉变：氨基酸为霉菌的一种良好的营养成分。当阿胶表面染有霉菌孢子后，在温度、湿度适宜的情况下，胶块表面便形成了一个天然的霉菌培养基，促使孢子迅速生长，便出现了白色、形状不一的菌丝，发生霉变。

变色、发臭：在储存过程中，如果储存不当，就会造成胶块发生霉变、颜色变暗、味道变臭等现象，如果服用就会引起恶心、呕吐等症状，甚至发生过敏反应。此类阿胶已变质，不能药用。

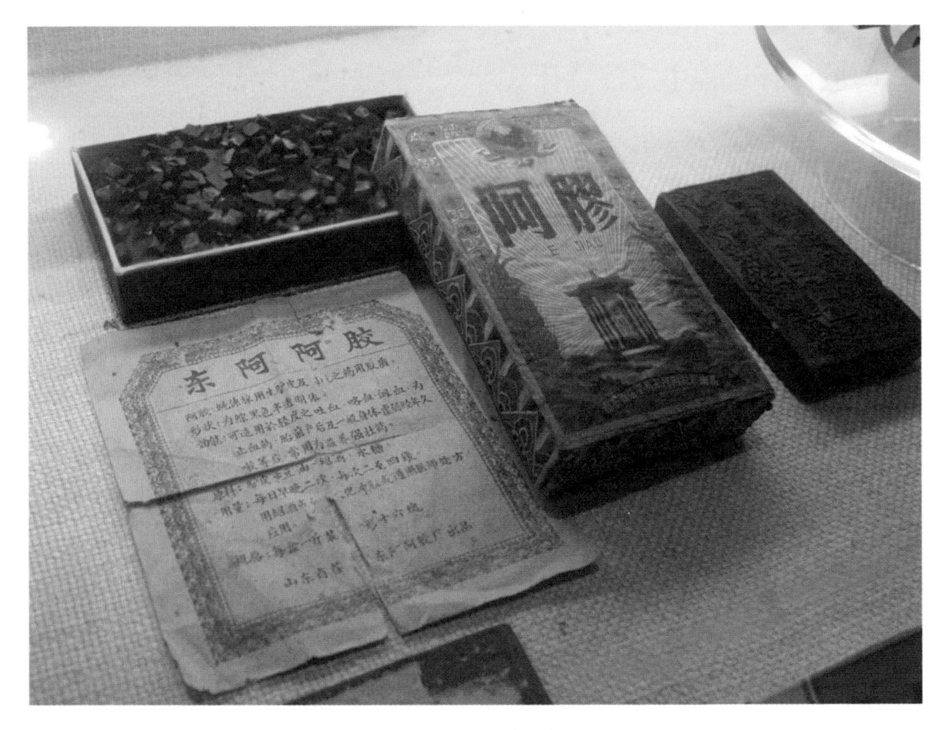

图 2-13 陈年阿胶碎块

(3) 裂纹或破碎

在胶块表面产生裂纹现象，有的轻触会破碎。阿胶的储存空间过于干燥或储存过程中有风吹，阿胶含水量偏低等原因，都会引起胶块产生裂纹现象，甚至轻触即碎，这种情况属于正常现象，阿胶仍可以服用（图 2-13）。

5. 阿胶应该如何正确储存与保管

答：在阿胶储存过程中引起变质的因素很多，需采用相应的综合性措施以控制温度、湿度，防止霉变等，创造适宜的储存条件，这将有利于阿胶的保存。

按照古代的储藏之法，在夏季天气湿热时将阿胶置于石灰缸内，或者埋入谷糠中密闭储存，石灰和谷糠可吸收湿气，从而起到保护作用。现代家庭可以在大口玻璃瓶的底部，放入少许石灰或其他吸潮剂（如食品干燥剂），用厚纸隔开，然后放入用纸包好的阿胶，盖紧瓶盖，置于阴凉干燥处即可。长期保存应该在纸包内衬一层老油纸，每层胶之间也应垫一张老油纸，以防阿胶与纸粘连。如果没有老油纸，可用食品级塑料袋替代。随着生产工艺的提高，大公司出产的阿胶不易潮软，但若碰上梅雨季节仍可能发生。另外，还有最简单的方式就是将阿胶放入食用包装袋内，将口扎紧密闭，再放入冰箱冷藏。家庭熬制好的阿胶膏等滋补品也需密封储藏在冰箱里。

6. 变异药品该怎么处理呢

答：阿胶储存过程中，若胶块发生变软、粘连、破碎等现象，经处理后尚可继续使用，因为，此时胶块只是发生了物理变化，尚未发生质的变化。

对变软或粘连胶块的处理：先将粘连的胶块掰开，把变软或掰开的胶块放置于竹帘上，晾干（水分在15%以下）。

对霉变胶块的处理：阿胶在包装入库前都要进行灭菌处理，保存得当，阿胶一般不会生霉。如果保存不当，一旦霉变，则不能食用。

对裂纹胶块的处理：裂纹胶块采取相应的吸潮方法，并排除导致水分降低的因素后，可防止胶块的继续破碎。

若胶块发生严重的变质现象时，则不能药用，例如胶块变色、发臭等。

阿胶味甘性平，偏温，具有补益精血、养血止血的功效，适用于咳血、呕血、便血、崩漏等病症。冬令进补常用于收膏。但若有消化不良、舌苔厚腻者则不宜服用。感冒，感受风寒，恶寒、发热时亦不宜服用。癌症患者须请医生核定用量后，方可食用。阴虚严重时，除非由医生开具处方，否则不能随便服用。本章将着重介绍阿胶的食用方法。

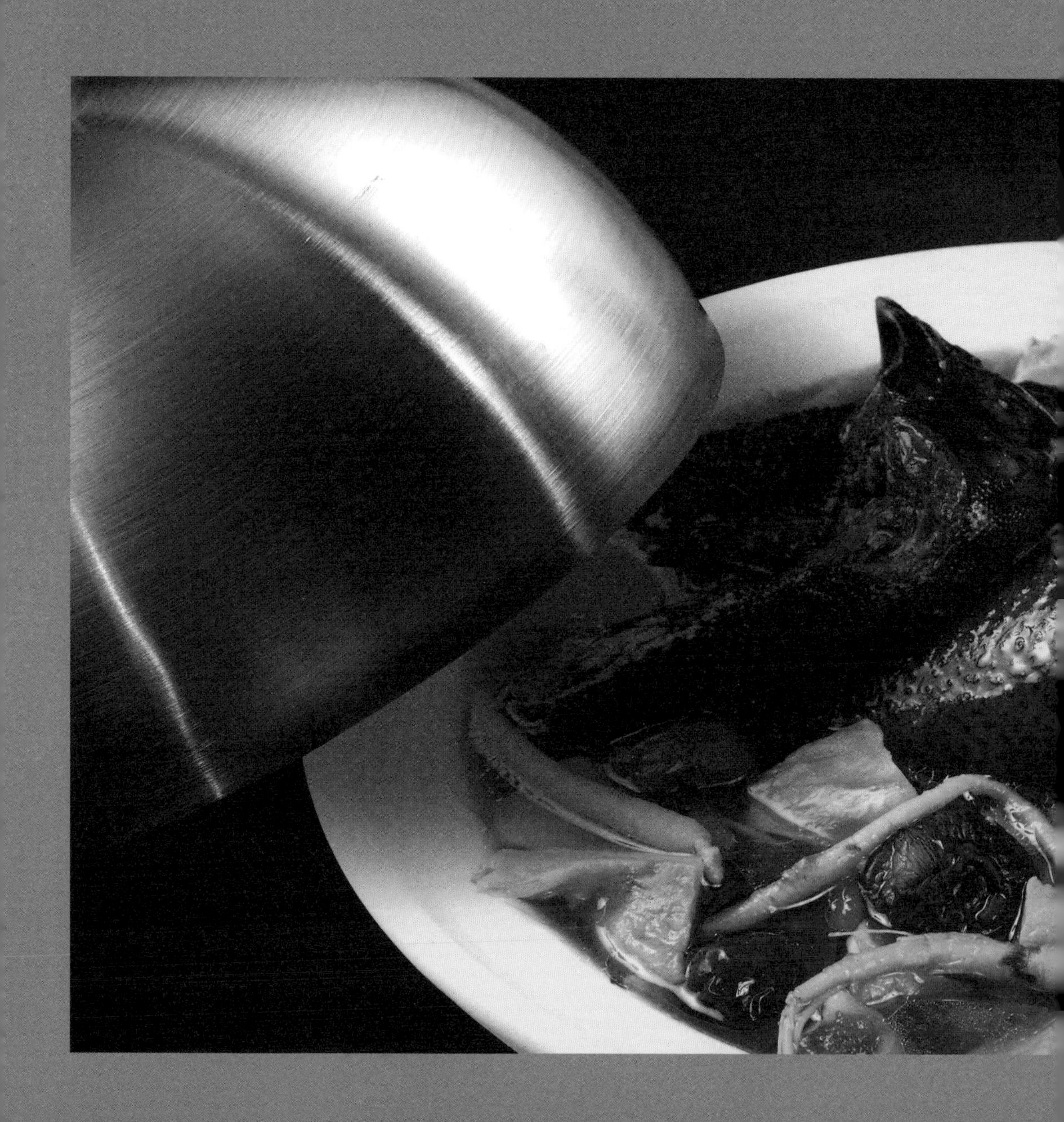

第三章

阿胶食疗药膳

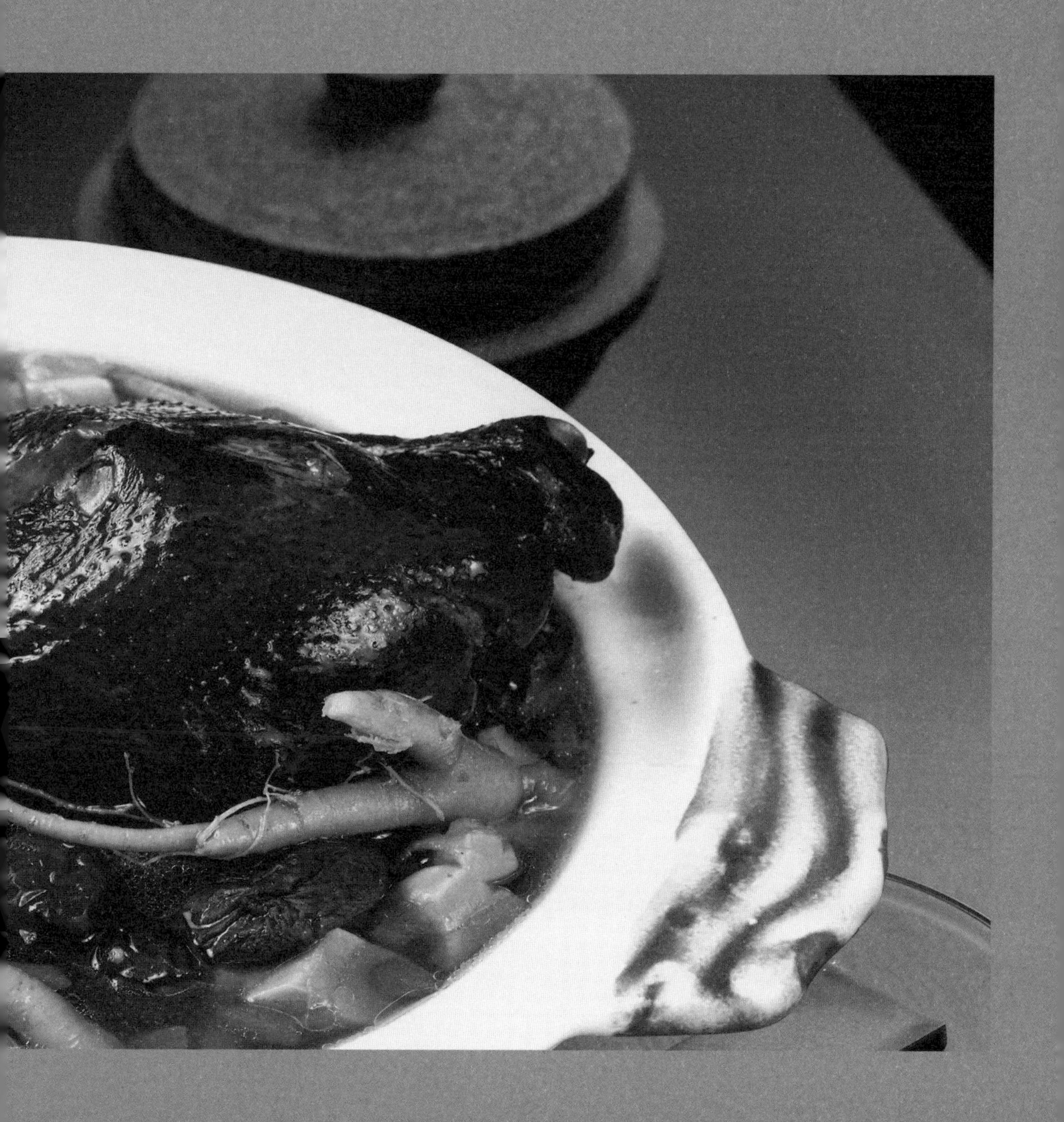

第一节
传统食用方法

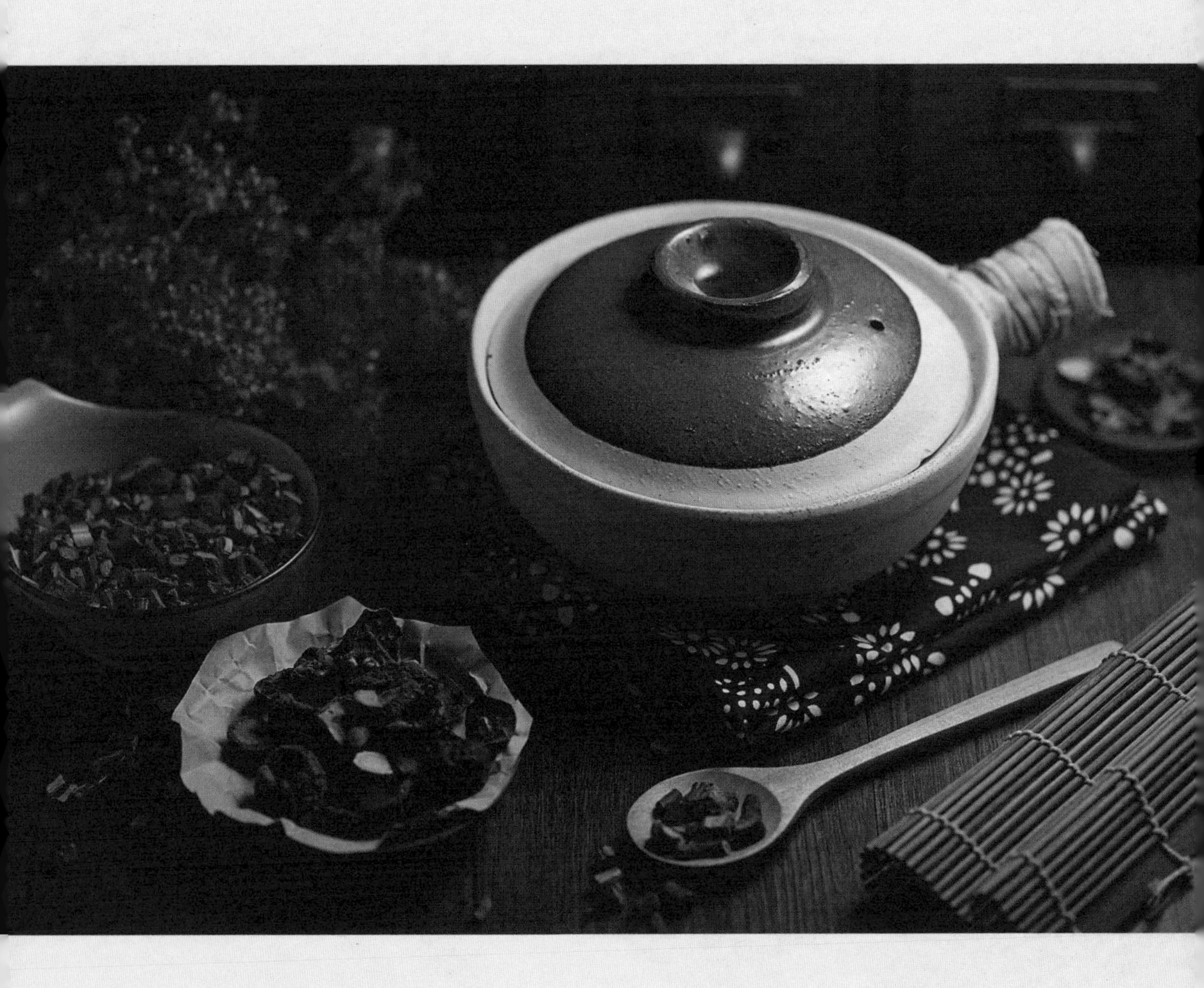

阿胶黄酒

【制 法】

可分为直火加热和隔水加热。

直火加热：取阿胶用黄酒浸泡，然后文火煮沸，这种吃法讲究的就是要边煮边向坛内续添黄酒，直至酒添尽，阿胶化完。

隔水加热：阿胶∶黄酒＝8:1 置锅内，隔水加盖 2～3 小时，待其全部溶化后取出即可。

每日 1～2 次，每次服两匙。

【功 用】

补血润肺，治疗咳嗽。适用于一般血虚证。

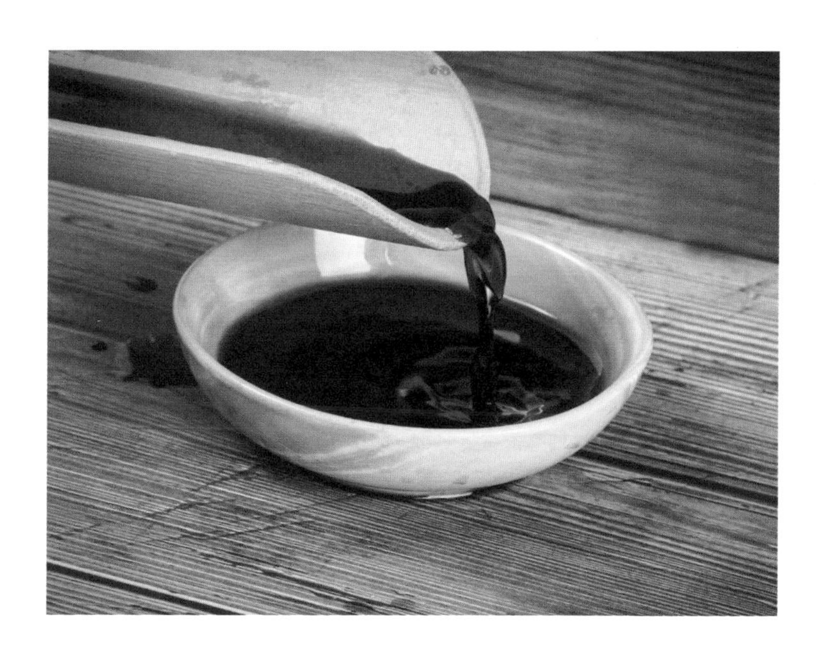

阿胶固元膏

【组方 1】

黑芝麻、大枣、核桃仁各 120g，阿胶 90g，冰糖（或蜂蜜）适量。

【制 法】

先将大枣去核，加水 1500 mL，煮烂熟，过滤去渣皮；核桃仁、黑芝麻轧粉，入炼成冻，然后加阿胶、冰糖烊化，瓶储备用。每日早晚空腹服两汤匙（约 50 mL）。

【组方 2】

阿胶（阿胶原粉）500g，黑芝麻 300g，核桃仁 500g，大枣 500g，冰糖 200g，黄酒 1000g。

【制 法】

①将黑芝麻炒干，粉碎；核桃仁绞碎；大枣去核，绞碎；冰糖粉碎待用。②将阿胶原粉、黑芝麻粉、核桃仁粉、大枣粉、冰糖粉 5 种食品倒入大盆搅拌均匀，加入黄酒 1000g（小孩可加酒味较淡的料酒），拌匀。③放入大锅，隔水蒸。先用大火蒸 15 分钟，再用小火蒸一个半小时，蒸透即可。④最后，放凉，装入干燥的大瓶。放置冰柜保存，用干燥的勺子取用。放置冰柜保存，服用时用干燥的勺子取用。使用该方法时，建议每次少做一些，吃完再做。

【功 用】

大枣甘温，补脾和胃，安神益智；阿胶甘平，补血滋阴；核桃仁、黑芝麻甘平，补肾固精，强筋壮骨，明目润肤。合用具有养血润肤、美容养颜、改善睡眠等多重功效。儿童食用，不但有利于生长发育，还能促进脑发育。此外，治疗小儿哮喘也有特效。一日两次，一次一匙。

固元膏的用量要因人而异。正常人一般每日清晨取 1 至 2 匙，用开水冲服。病后体虚者、妇科病患者可以一日两次，一次一勺；用于降血压、降血脂，治疗痛风者一日一次或两次，一次一勺；治疗失眠者可在晚上泡脚后服用一勺；儿童要在晚上临睡前吃，一次小半勺即可。

若食用本品后有上火的症状，可以适当减量或隔一天吃一次；若用后便溏，说明脾胃寒湿较重，可加入 20g 砂仁或平时多吃生姜或其他辛辣食物，防止阿胶滋腻碍胃难以消化。在固元膏的配方中，红枣、黑芝麻、核桃仁、冰糖是常规配方。如遇到糖尿病人可以去掉冰糖，加入 50 ～ 100g 枸杞；如果便秘严重，可以加入 100 ～ 150g 松子仁；如果气虚严重，特别怕冷，可以加入 100 ～ 150g 桂圆；如果失眠严重，还可以加入 50 ～ 100g 酸枣仁。脾虚者服用，容易出现便溏的情况，应当慎用。服用固元膏期间忌食萝卜、浓茶。

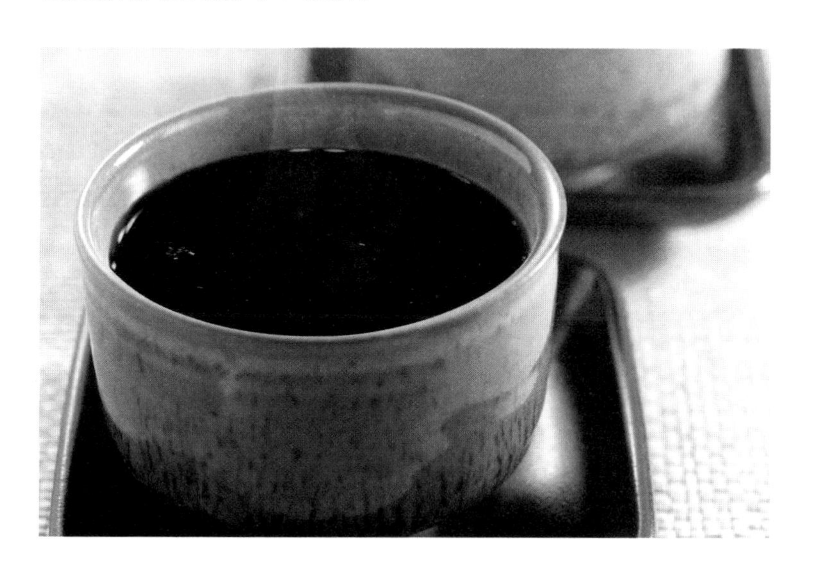

阿胶枣

【制 法】

①首先要熬阿胶浆：取 30g（一片）优质阿胶砸成碎末，放入大瓷碗中加 3 勺水，再加入少量红葡萄酒或者桂花陈酒，放到蒸锅中蒸 3 ～ 4 分钟，待阿胶全部化开后，加入少量红糖搅拌，直至红糖全部溶化，再滴入几滴酒。②把 250g 金丝小枣洗净，用微波炉高火加热 2 分钟后，将小枣上下翻动，再放入微波炉中加热 1 分钟。③将小枣和刚刚熬好的阿胶浆混合搅拌，使小枣的表面裹上薄薄的一层阿胶浆，这样货真价实、营养可口的阿胶枣就做好了，待凉后放入冰箱保存，可随吃随取。

【功 用】

阿胶补血、滋阴润肺、止血，大枣补中益气、养血安神。二者均为味甘性平，药食兼用之品，阿胶主要归肺、肝、肾经，大枣归脾、胃、心经，二者同用，养血益气，平补五脏。每天吃几个阿胶枣，既可以增强体质，又可以美容养颜、抗衰老。

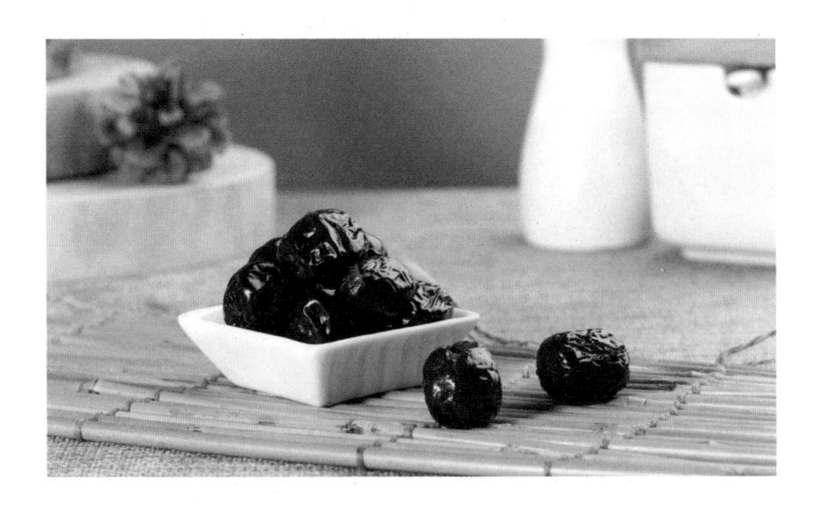

第二节
现代食用方法

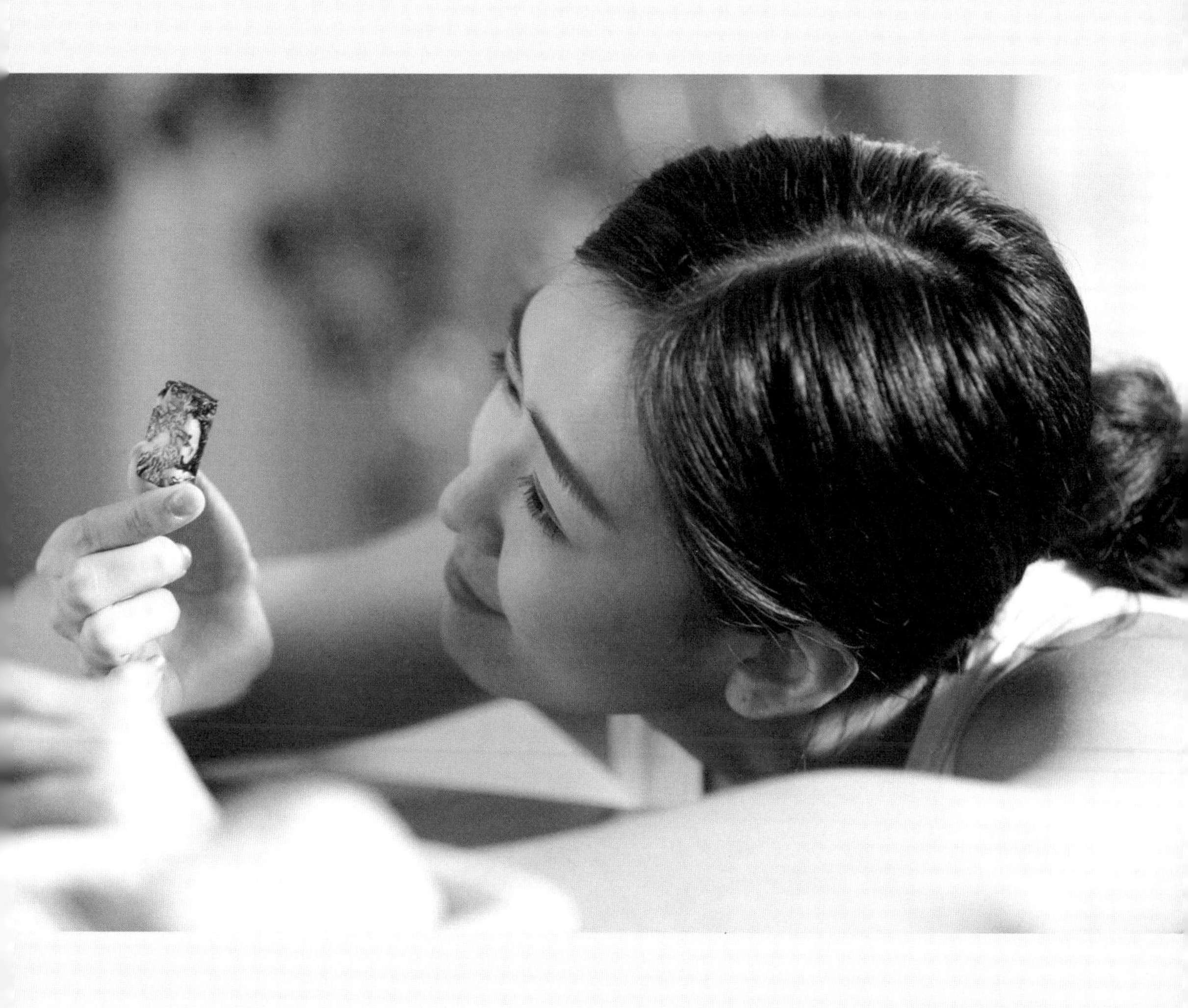

阿胶粉

打粉冲服

【原 料】

阿胶块。

【制 法】

用东阿阿胶专用打粉机，将阿胶粉碎成细粉状，或者直接购买阿胶原粉，每次取阿胶粉一匙（6～9g）放入杯中，依个人口味，加入热牛奶、咖啡或豆浆等（80℃以上），边加边搅拌，使阿胶粉充分溶化后服用，口感香甜绵软，回味悠长。

【功 用】

此法制得的阿胶牛奶补血润肺的同时，还可补充钙、铁等各种营养成分，强身健体，老少皆宜。

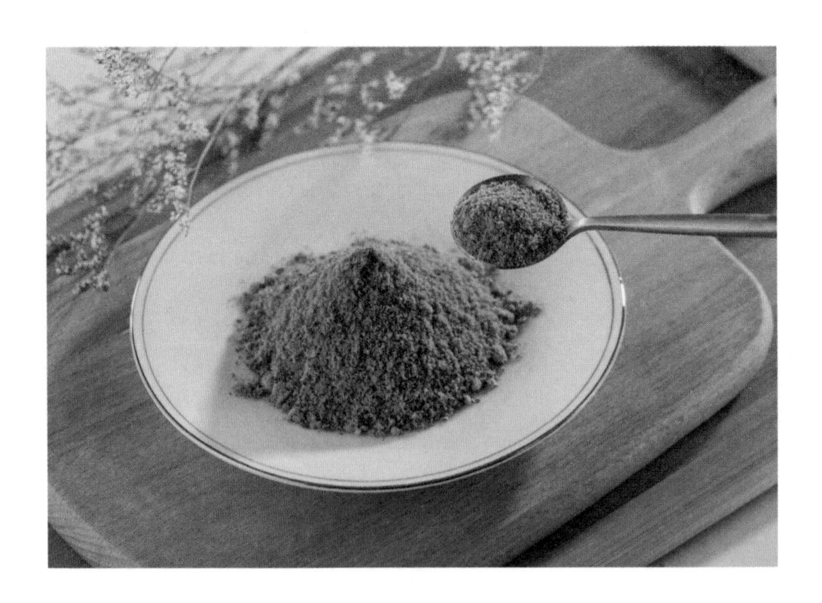

阿胶珠

膨化食用

【原 料】

阿胶块、蛤粉。

【制 法】

先将蛤粉均匀地放入微波炉的载物盘上，约 0.5cm 厚，然后将破碎成黄豆粒大小的阿胶丁，相互间隔 0.5cm，撒在蛤粉上面，关好微波门，启动按键，设定火力 10 乘，定时 3 分钟即可。

【功 用】

这种方法所得到的阿胶珠止咳作用得到加强，直接放口中含化，纯香持久，而且更易于吸收。

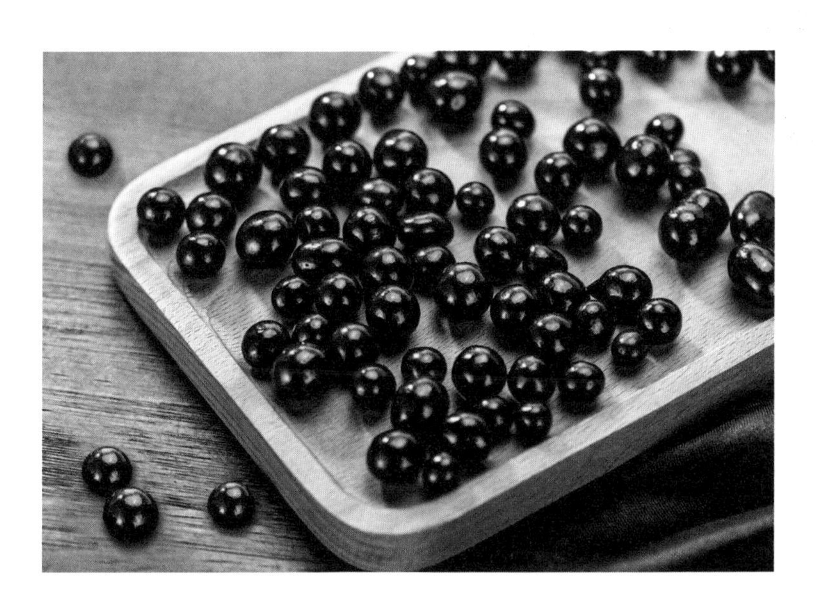

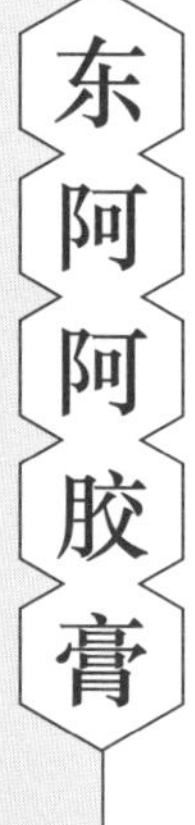

【组 方】

东阿阿胶 1 块，冰糖 20g，水约 150 mL。

【制 法】

取阿胶打碎至豆粒大小，倒入微波炉专用器皿中，加入冰糖，水。置于微波炉中，调火力至中档，12 分钟后，取出放凉，溶液成果冻状，冰箱存放。每晚临睡前取一勺阿胶膏，置于口杯中，加开水或牛奶 100 mL，搅拌至完全溶解后服下。

【功 用】

补肾养血、润肤美容。

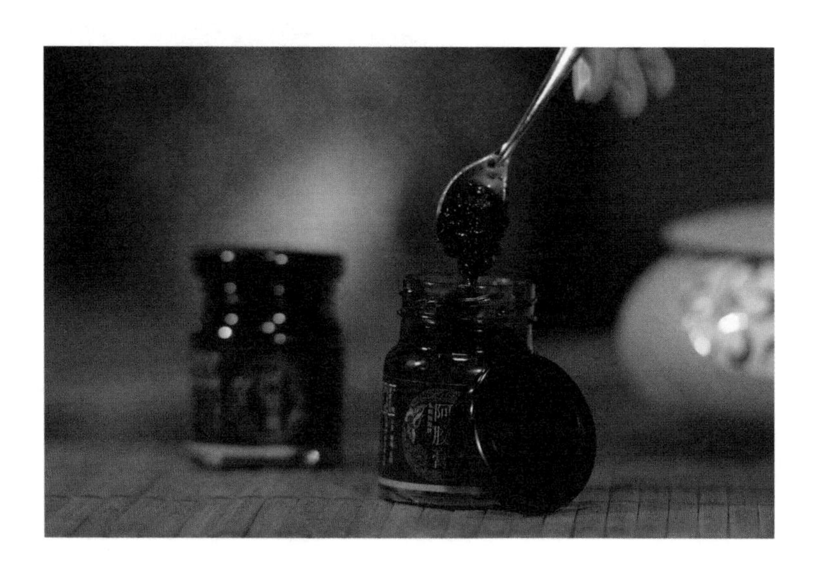

阿胶羹

【组 方】

阿胶 250g，黄酒 250g，冰糖 200g，黑芝麻、核桃仁各 250g，水约 150mL。

【制 法】

①取阿胶 250g，打碎。放入带盖的汤盆或瓷碗中，加黄酒 250g，浸泡 1 ～ 2 天，至泡软。②取冰糖 200g，加水 250 mL 化成冰糖水，倒入泡软的阿胶中，加盖。③将盛胶容器置于普通锅或电饭煲内，水浴蒸 1 ～ 2 小时至完全溶化。④将炒香的黑芝麻、核桃仁加入，继续蒸 1 小时，搅拌成羹状。取出容器，放冷，冰箱存放。

【食用方法】

每天早晚各一匙，温开水冲服。

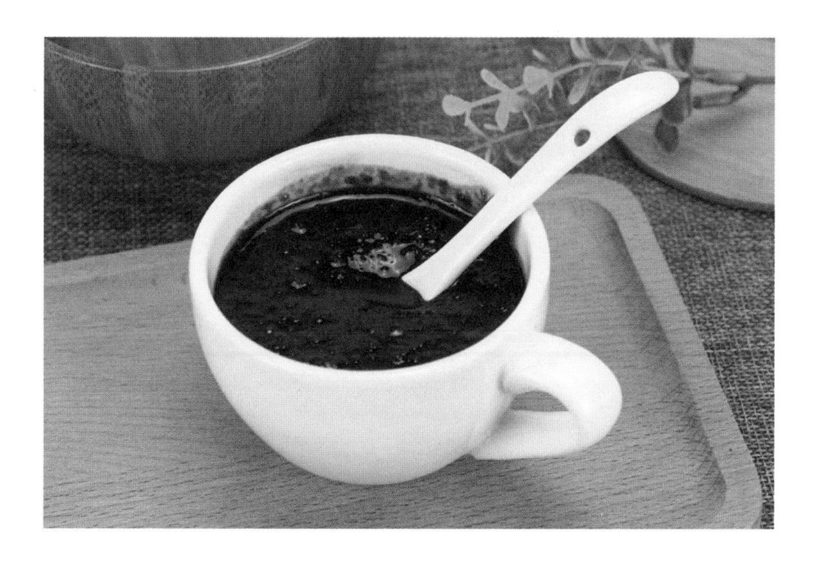

第三节 阿胶应用于各科疾病的常见食疗方法

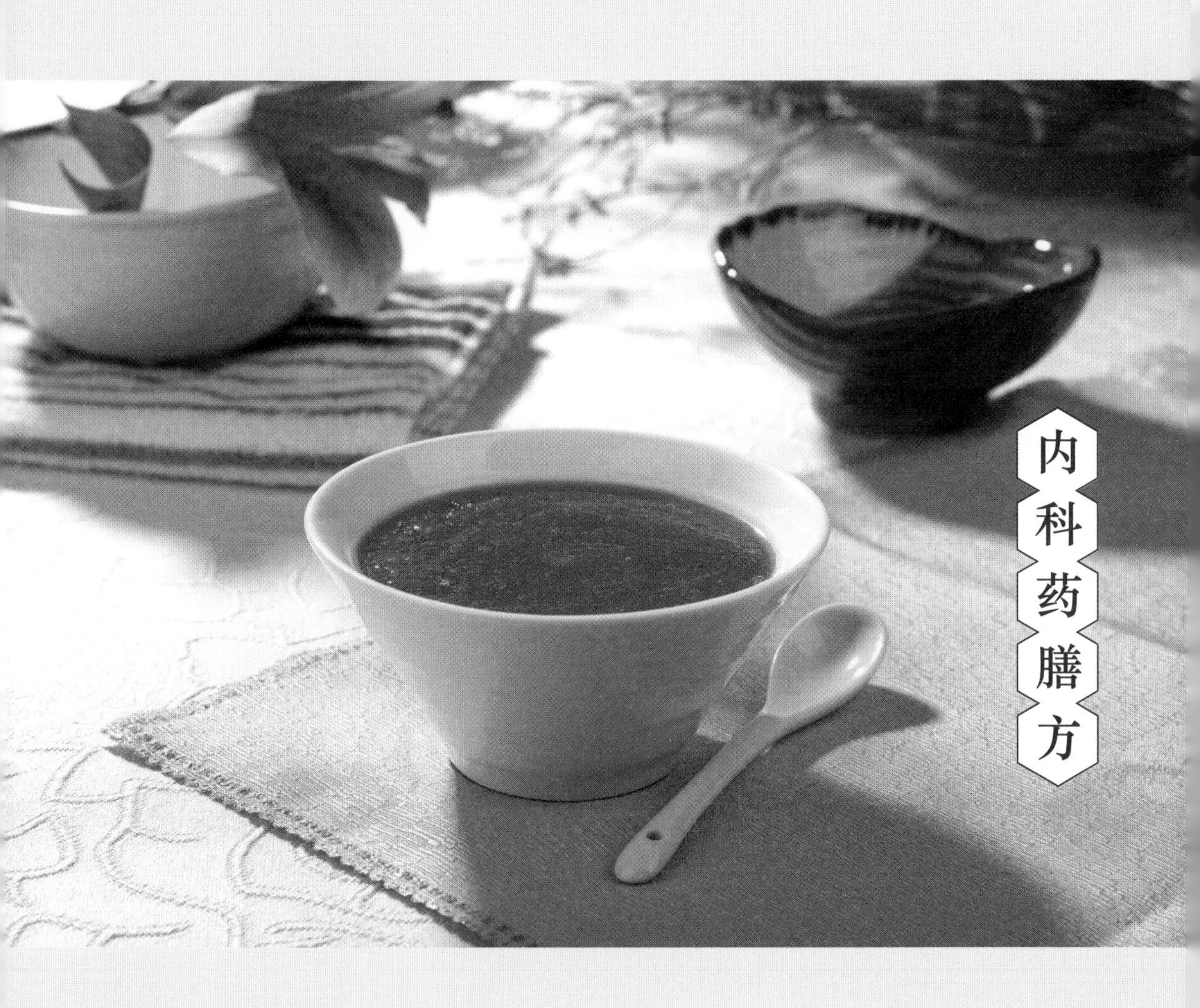

内科药膳方

羊脂阿胶粥

【组 方】

羊脂、大米各 30g，阿胶 10g。

【制 法】

将羊脂洗干净，切块，放锅中，加清水、大米，葱、姜少许煮沸，待熟时调入捣碎的阿胶，溶化服食，每日一剂。

【功 用】

健脾益气，止痢止泻。适用于脾胃亏虚，运化失司所致的久泻久痢。

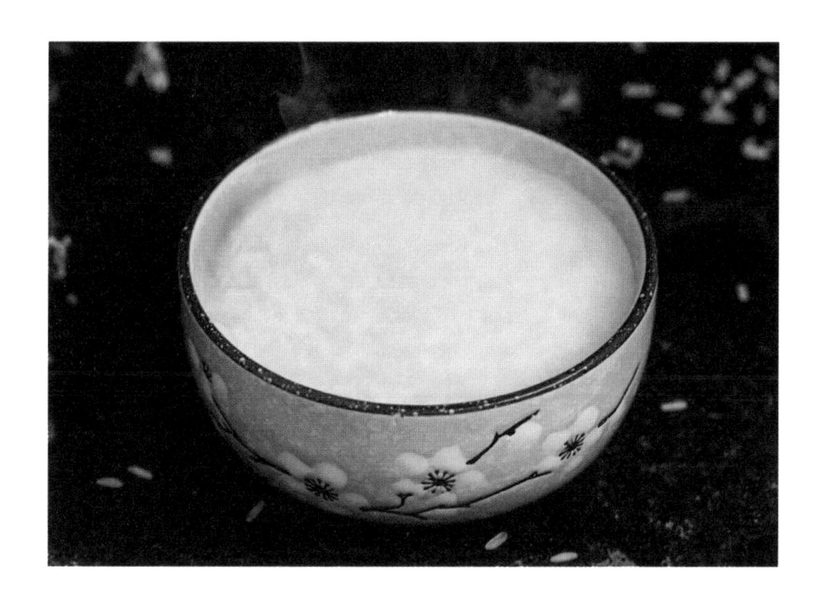

蛋黄阿胶酒

【组 方】

鸡蛋黄 1 个，阿胶 40g，食盐少许，糯米酒 500g。

【制 法】

将糯米酒煮沸，烊化阿胶，下蛋黄、食盐，拌匀，稍煮片刻即成。装瓶备用，每三日一剂，分三次食完，连续 3 ～ 5 剂。

【功 用】

补虚养血，滋阴润燥，止血安胎。适用于体虚乏力、血虚萎黄、吐血便血、妊娠胎动不安、胎漏下血、崩漏、子宫出血等。

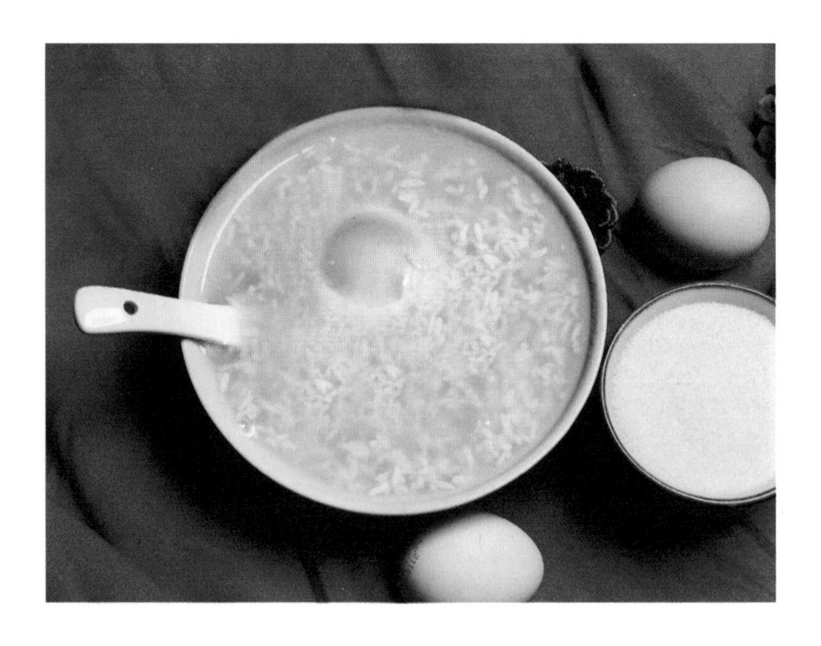

阿胶大枣汤

【组 方】

阿胶 5g，鹿角胶 5g，大枣 10 枚，加红糖适量。

【制 法】

将大枣择净，放入锅中，加清水适量，浸泡片刻，煮沸，纳入二胶、红糖烊化。分 2 次服，每日一剂，连续一周。

【功 用】

补肝益肾，补血止血。适用于慢性出血性疾病，如上消化道出血、便血、妇女月经过多等。

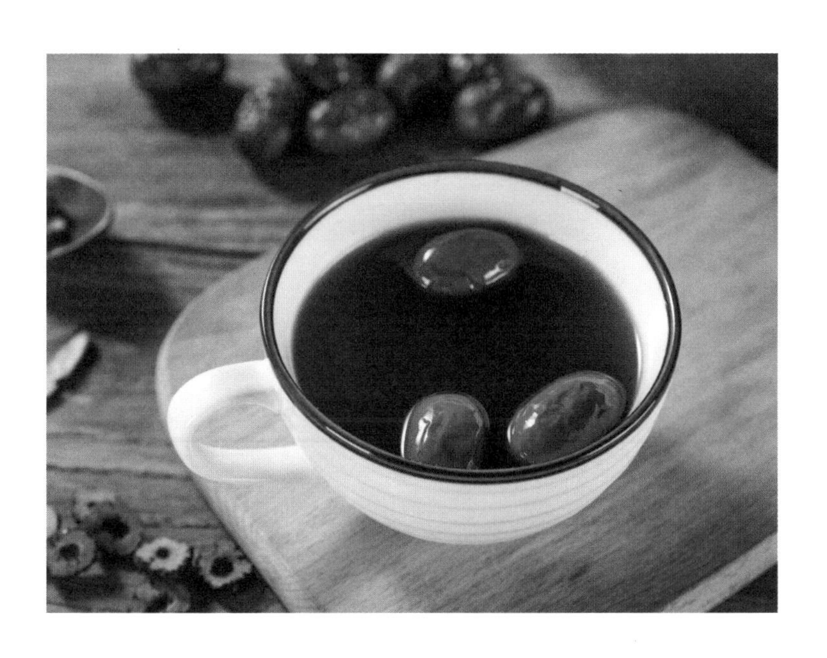

阿胶枣仁粥

【组 方】

阿胶 5g，酸枣仁 10g，大米 10g，白糖适量。

【制 法】

将酸枣仁择净，放入锅中，加清水适量，浸泡 5 ～ 10 分钟后，水煎取汁，加大米煮粥，待粥熟时下阿胶、白糖，再煮一二沸即成；或将酸枣仁择净，研细，每次取药末 3 ～ 5g，待粥熟时调入粥中服食，每日一剂。

【功 用】

养心安神，生津敛汗。适用于心肝血虚所致的失眠、惊悸、怔忡及体虚自汗、盗汗，津伤口渴等。

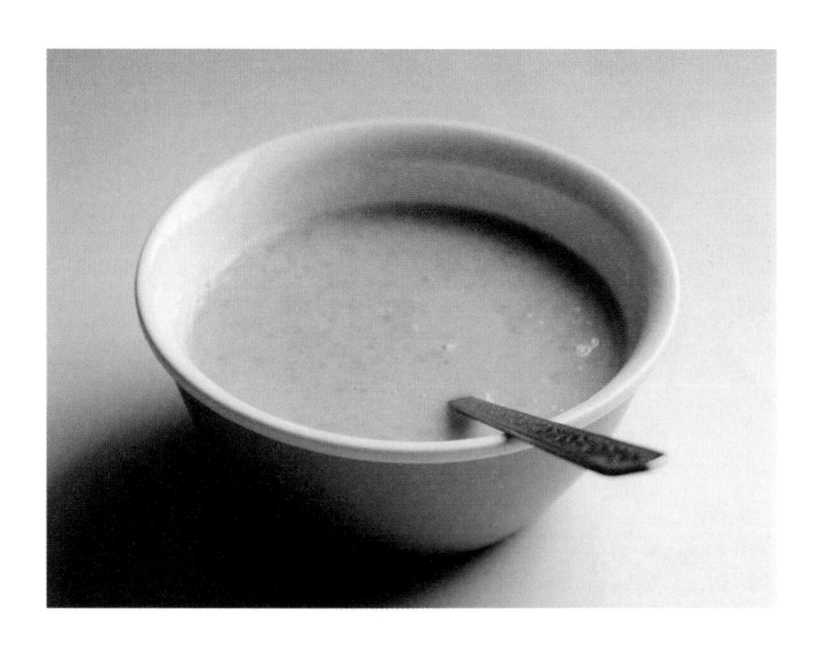

阿胶松仁粥

【组 方】

阿胶 5g，松子仁 10g，大米 100g，白糖适量。

【制 法】

将松子仁择净，大米淘净，同放锅中，加清水适量煮粥，待熟时调入阿胶、白糖，再煮一二沸即成，每日 1 剂，连续服 3 ～ 5 天。

【功 用】

益气养血，润肠通便，润肺止咳。适用于肺燥咳嗽，年老体虚，大便无力及妇女产后大便秘结。

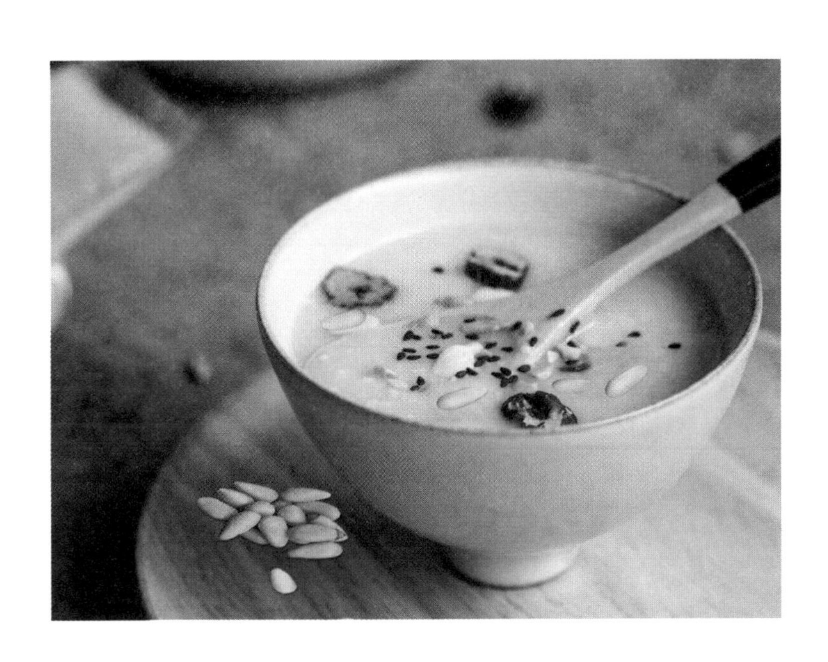

三七阿胶蛋汤

【组 方】

三七粉、阿胶各 5g，鸡蛋 1 个，调味品适量。

【制 法】

将阿胶捣碎，加清水适量煮沸后，调入鸡蛋、三七粉及食盐、味精、猪脂等煮成蛋花汤样服食，每日一剂。

【功 用】

养血止血。适用于胃肠出血，脘腹隐痛，面色㿠白，心悸失眠等。

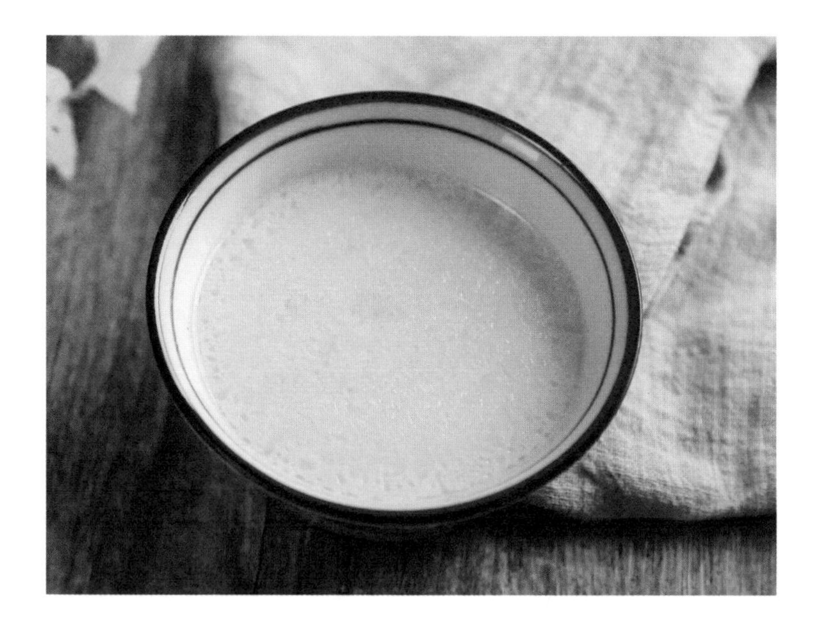

阿胶葱白蜜

【组 方】

阿胶 6g，葱白 3 根，蜂蜜 2 汤匙。

【制 法】

取清水一碗煮葱白，待沸后去葱白，纳入阿胶、蜂蜜烊化，每于饭前温服。

【功 用】

养阴生津，润肠通便。适用于老年人津亏便秘。

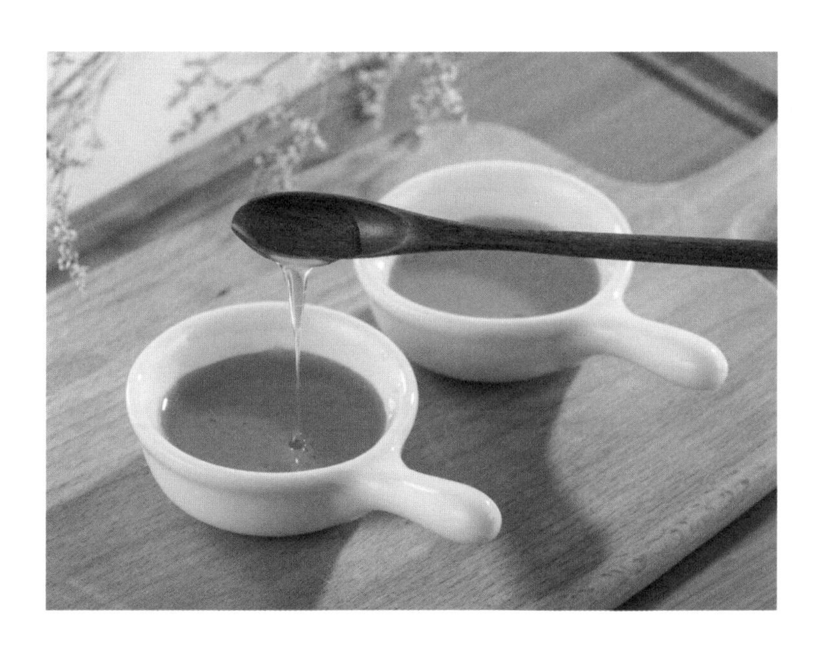

阿胶龙眼肉玉竹心汤

【组 方】

阿胶 10g，龙眼肉 15g，玉竹 30g，猪心 1 个，调味品适量。

【制 法】

将猪心洗净，剖开，同龙眼肉、玉竹同放碗中，加清水适量隔水炖 1 个小时后，纳入阿胶炖片刻，食盐、味精调服，每日一剂。

【功 用】

养血宁心。适用于甲状腺功能亢进多汗怕热，易激动，好发脾气，心悸，脉促，多食易饥，消瘦，闭经或痛经等。

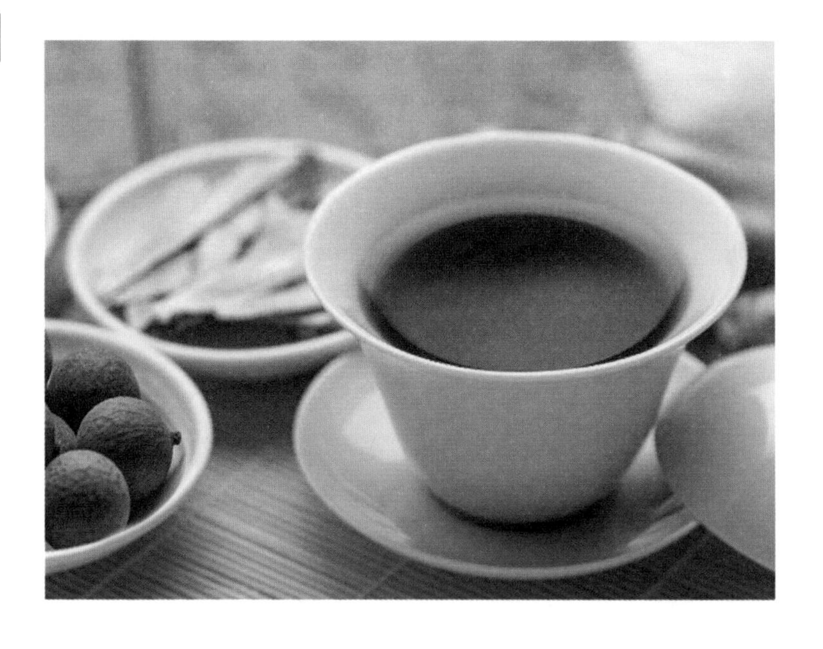

红枣阿胶膏

【组 方】

大枣500g，黑芝麻、胡桃仁、龙眼肉各150g，阿胶、冰糖各250g，黄酒800mL。

【制 法】

将红枣、黑芝麻、胡桃仁、龙眼肉共研碎；阿胶置黄酒中浸泡12天；将阿胶酒倒入陶瓷器内，隔水蒸化后，纳入诸药及冰糖，待冰糖完全溶解时，取出，放凉即成。每次2～3汤匙，每日晨起开水冲服。

【功 用】

养血润肤，悦色美颜，适用于各种贫血。

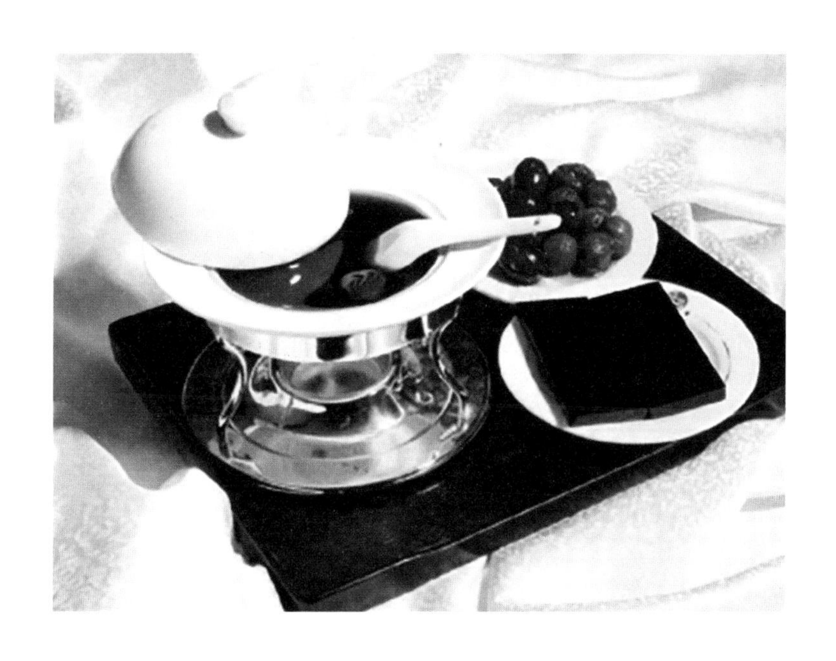

阿胶冲海参

【组 方】

阿胶、海参各适量。

【制 法】

将海参煅烧存性，研磨备用；阿胶每取 6g，加开水适量烊化后，调入海参 1 ～ 2g，拌匀饮服，每日两剂，连续服用 5 ～ 7 天。

【功 用】

滋阴止血。适用于阴虚所致的痔疮出血、肛裂。

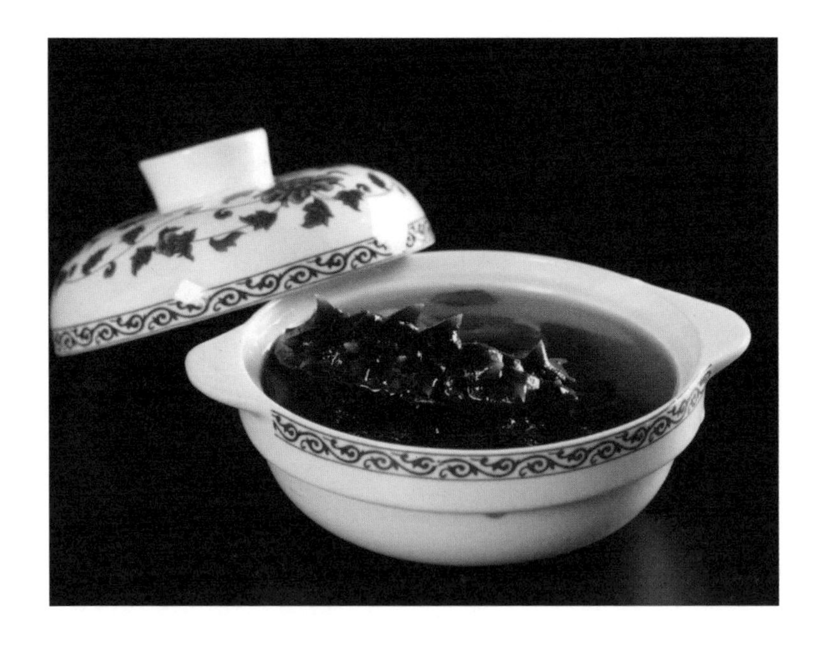

阿胶蜜饮

【组 方】

阿胶粉、蜂蜜各 15g，白糖适量。

【制 法】

先将阿胶放壶内，加水适量，煮至阿胶溶化；再加入蜂蜜、白糖，煮沸一会儿，即可出锅。每日一次，每日一杯，温服。

【功 用】

润五脏，滋水液。蜂蜜滋润五脏，阿胶养阴回液。适用于咳嗽、便秘、体虚等证，可作为白细胞减少症患者的辅助饮料。常饮能滋补身体，提高免疫力，减少疾病发生。

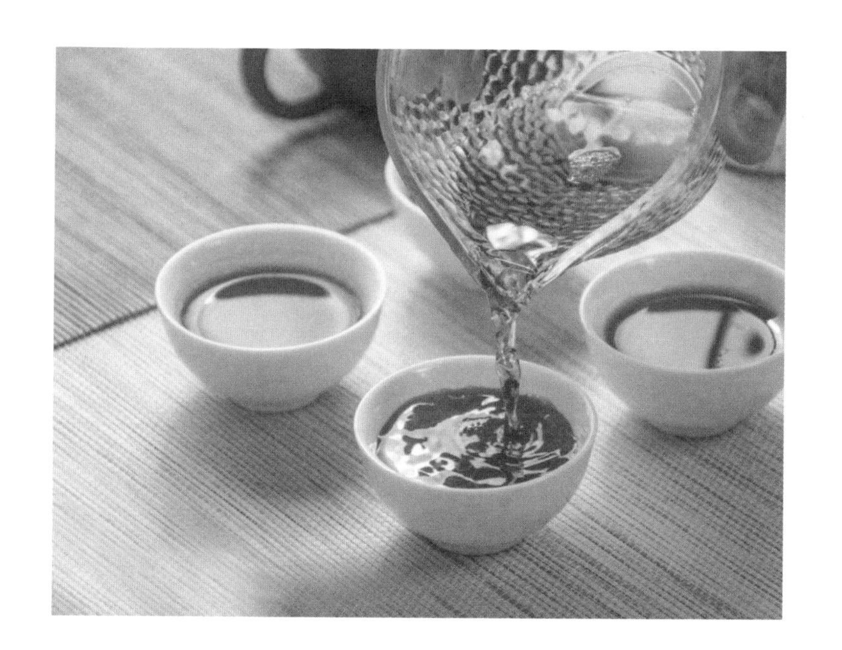

阿胶藕粉粥

【组 方】

阿胶粉 10g，红糖 20g，藕粉、粟米各 50g。

【制 法】

先将阿胶粉放入锅内，加水煮沸，保温待用；再将粟米洗净，放入另一砂锅中，按常法煮粥，待酥烂时，将阿胶汁调入粟米粥中，加红糖拌匀，再加调好的湿藕粉，中火搅拌成藕粉粥即成。早晚两次分服。

【功 用】

健脾益气，养血生津。

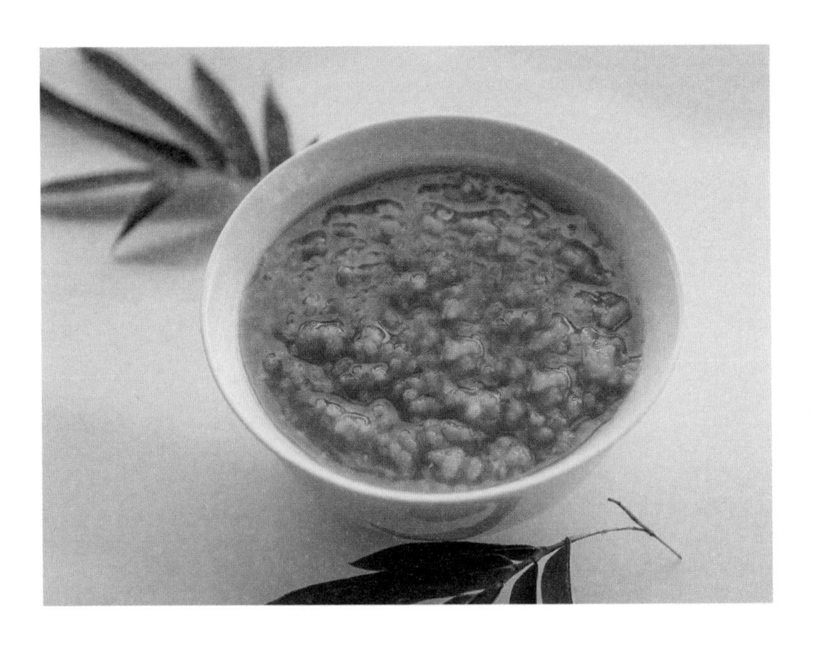

阿胶番茄粥

【组 方】

成熟番茄 150g，阿胶粉 10g，粟米 100g，精盐、味精各适量。

【制 法】

先将番茄择洗干净，放入温开水中浸泡片刻，冲洗后，将其切碎，连皮剁成番茄糊，盛入碗中，备用。再将粟米淘洗干净，放入烧锅，加适量水，大火煮沸，改用小火煨煮 30 分钟，调入番茄糊，继续用小火煨煮成粥。最后将阿胶粉加入番茄粥，再煮 1 ～ 2 分钟，加精盐、味精调匀即成。每日一剂，早晚两次分服。

【功 用】

益气滋阴。尤适用于孕妇产后气血两亏、肝肾阴虚型贫血患者。

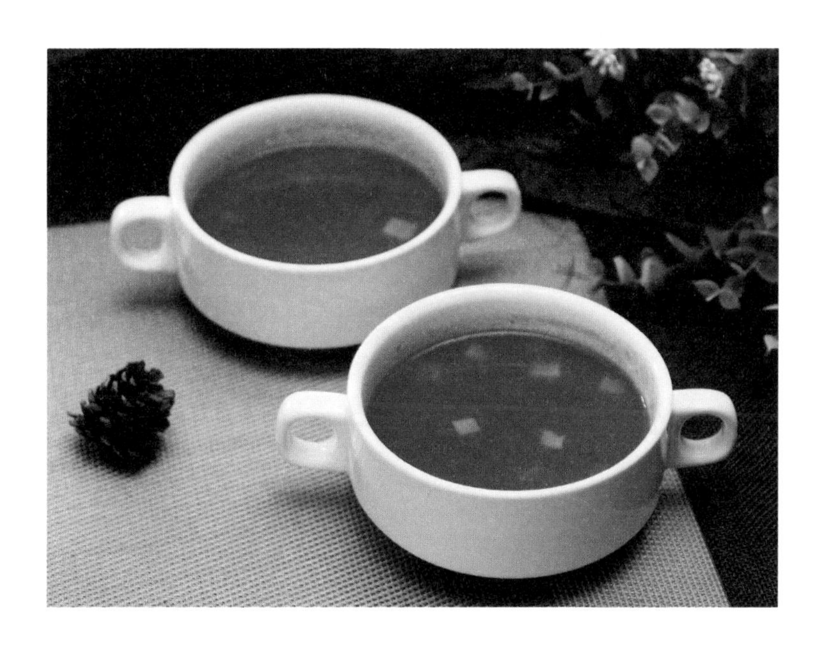

阿胶蘑菇汤

【组 方】

阿胶粉 10g，鲜蘑菇、粟米各 100g，精盐、味精等调料各适量。

【制 法】

①将蘑菇择洗干净，切片，备用。②阿胶粉放入锅内，加水煮沸，保温待用。③粟米洗净，放入砂锅，加适量水，按常法煮粥，待粟米酥烂时，调入蘑菇片及阿胶汁，搅匀，继续用小火煨煮 10 分钟，加精盐、味精，拌匀调味即成。每日一剂，早晚两次分服。

【功 用】

理气开胃，健脾养血。尤适用于孕妇产后或中老年脾气虚弱、气血两亏型贫血患者。

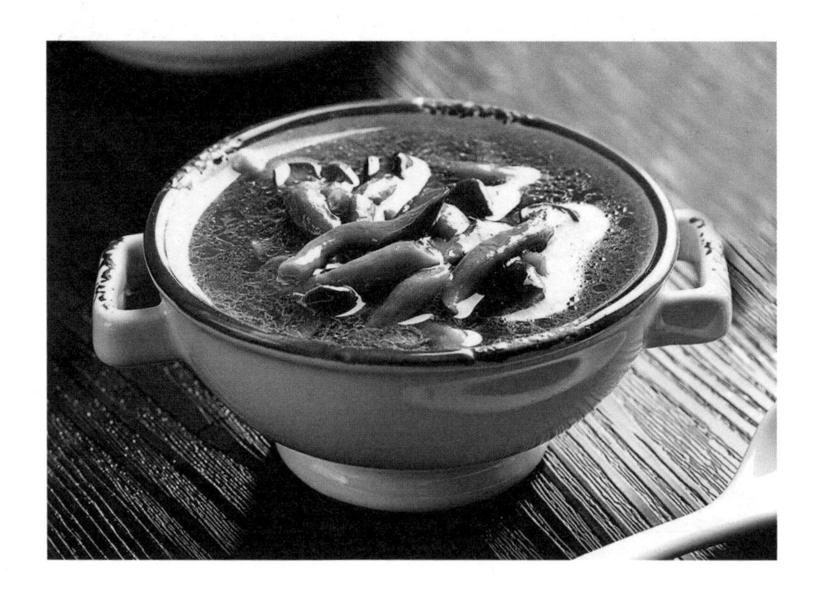

阿胶山药粥

【组 方】

阿胶粉 10g，山药 50g，大米 30g，白糖或精盐适量。

【制 法】

阿胶打粉，山药去皮切丁，同大米放锅中加水 500g 煮至熟，按自己的口味加白糖或精盐调味。温服，可常年服用。

【功 用】

健脾润肺。阿胶性平味甘，入肝、肾、肺经。山药性平味甘，入脾、肾经。阿胶、山药与大米煮粥，有补脾、滋阴润肺的作用。适用于肺脾虚弱之人食用。

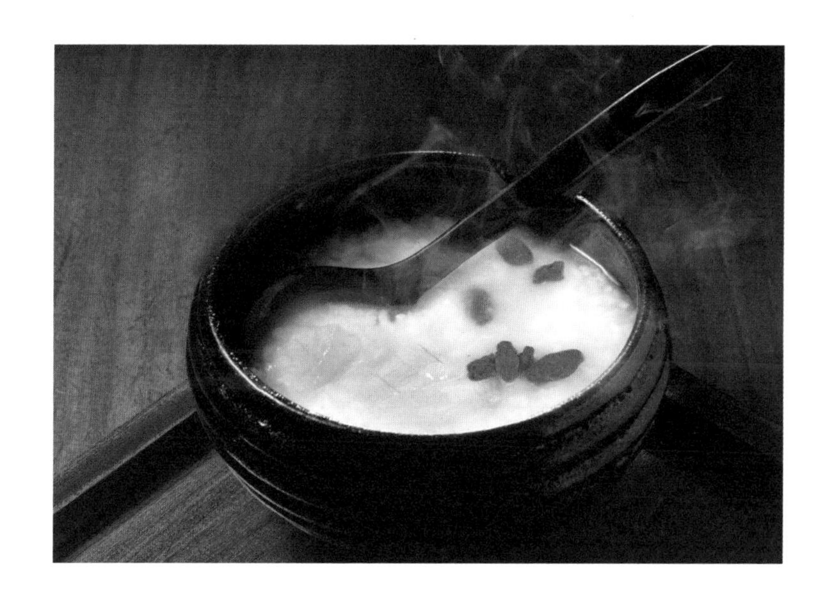

阿胶麦冬粥

【组 方】

阿胶粉 10g，麦冬 15g，糯米 100g，红糖适量。

【制 法】

①将麦冬切碎，以冷开水捣绞取汁。②再将糯米加适量水煮粥，待粥煮熟时，放入阿胶粉、麦冬汁，边煮边搅匀，粥稠胶化即可。每日一剂，早晚趁热服食，连服三天。

【功 用】

养阴润肺，清心除烦，益胃生津。尤适用于阴虚体质之人，症见面部潮红，潮热、口燥心烦等。

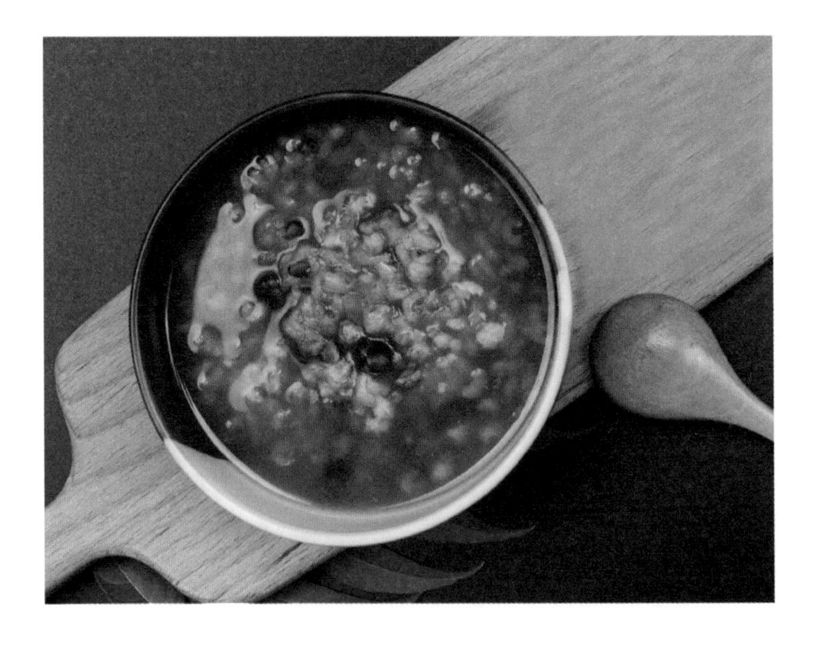

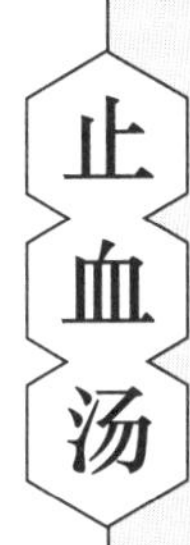

【组 方】

阿胶丁 10g，蛤粉适量。

【制 法】

取蛤粉适量置热锅内，中火加热炒至灵活状态，加入胶丁，不断翻动，炒至鼓起呈圆球形，内物溏心时取出，筛去蛤粉，放凉，取适量藕粉和蜜调服。

【功 用】

止血护胃。适用于胃出血导致的吐血、呕血。

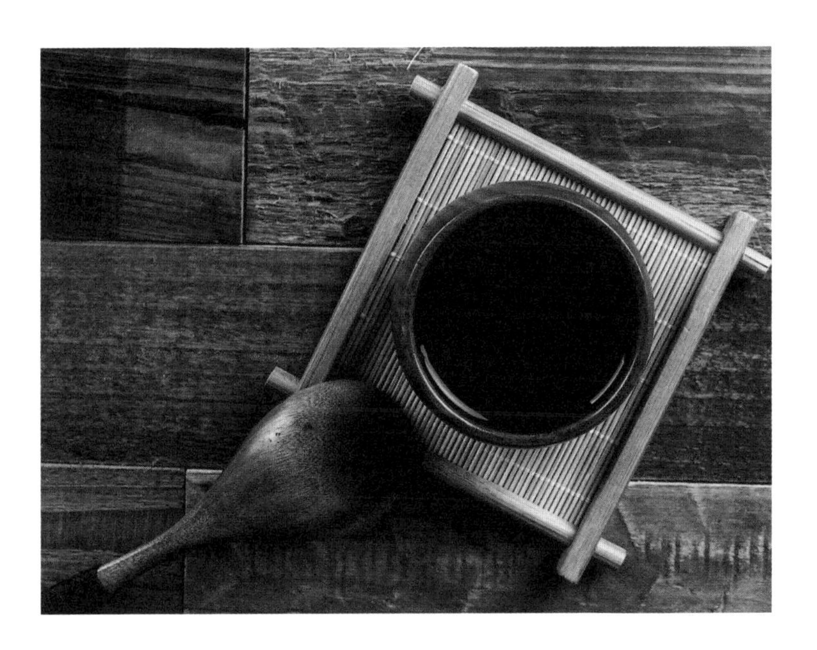

连衣花生阿胶红枣饮

【组 方】

连衣花生 30g，大枣 15 枚，阿胶 10g。

【制 法】

将连衣花生择净，与大枣同入砂锅，加水适量，大火煮沸，改用小火煨煮 1 小时。阿胶打碎，入另锅，加水煮沸，待阿胶完全烊化，调入煨煮连衣花生的砂锅中，拌匀，煨煮至花生熟烂即成，每日一剂。

【功 用】

健脾益气，养血摄血。适用于血小板减少性紫癜，或常流鼻血、牙龈出血、面色苍白、口唇色淡、神疲乏力、饮食不香等。

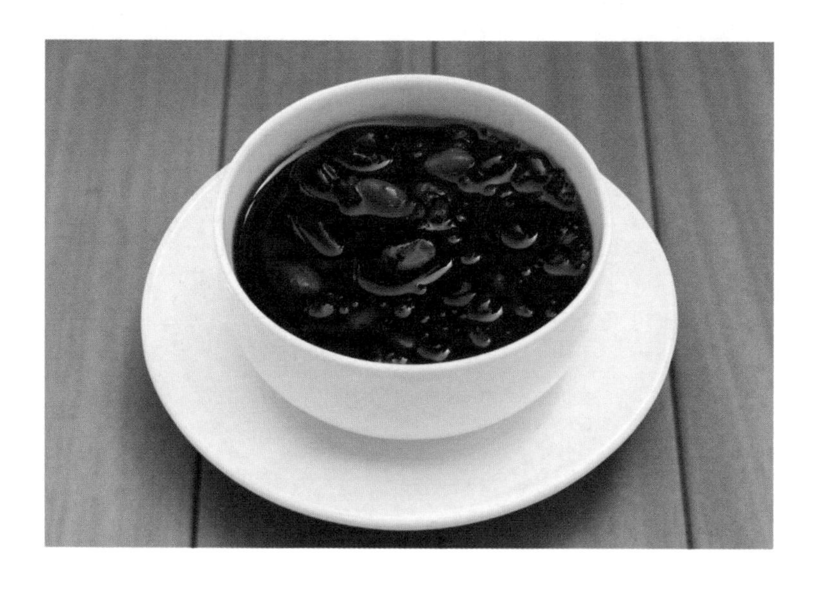

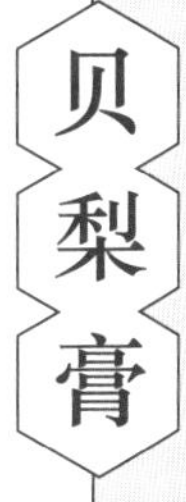

【组 方】

川贝母粉 10g，雪梨汁 1000g，阿胶 500g。

【制 法】

共蒸熟。每次 10g，日服两次。

【功 用】

滋阴润肺。适用于久咳不愈、痰中带血、鼻中出血。

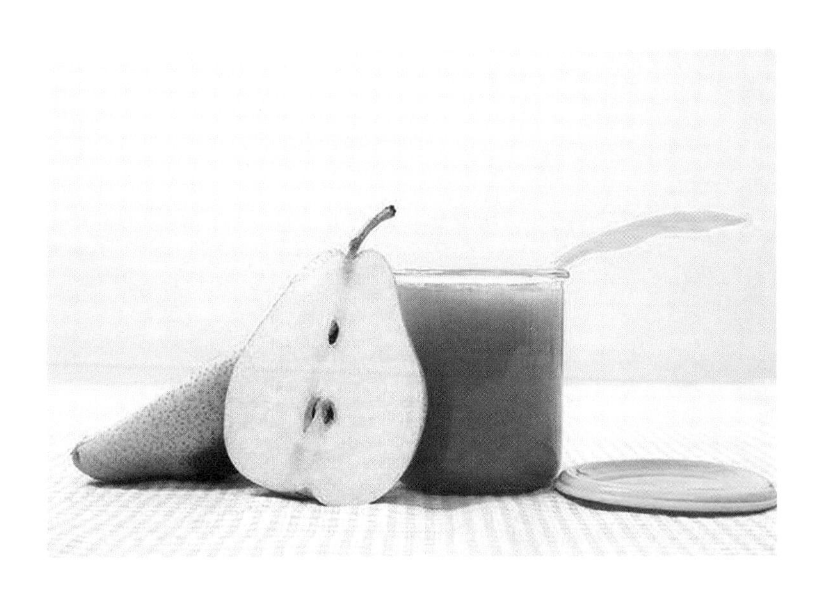

阿胶葛根藕粉羹

【组 方】

阿胶 15g，葛根粉 30g，藕粉 60g。

【制 法】

将阿胶打碎，放入锅中，加水适量，煮沸烊化，加葛根粉，搅拌均匀，继续煨煮至沸，调入用冷水拌匀的藕粉，边加热边搅拌至形成羹状即成，每日一剂。

【功 用】

养阴清热。适用于血小板减少性紫癜，常有流鼻血、牙龈出血，或伴有午后潮热、手足心热、心烦不宁、口干口渴、心悸盗汗、头晕耳鸣、神疲乏力等。

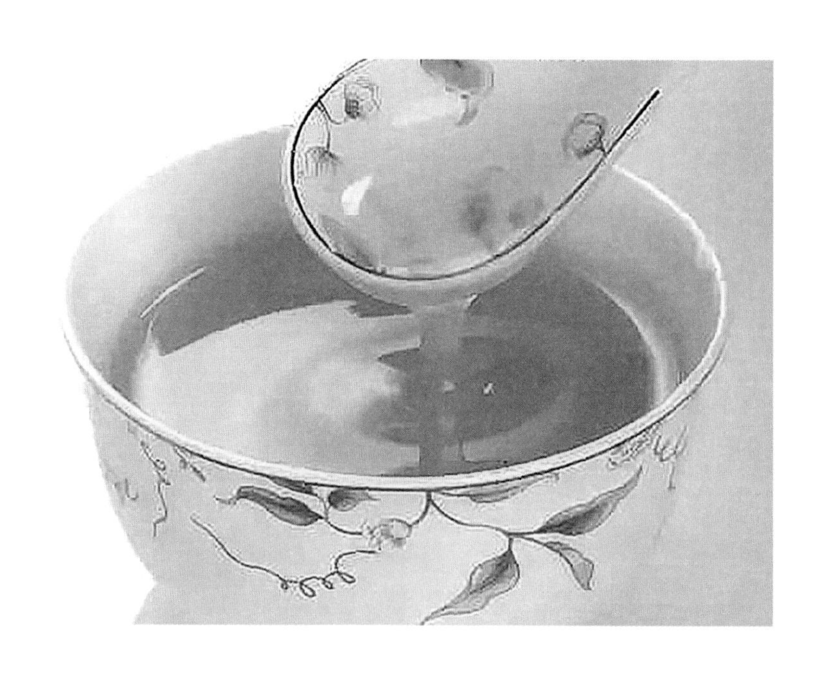

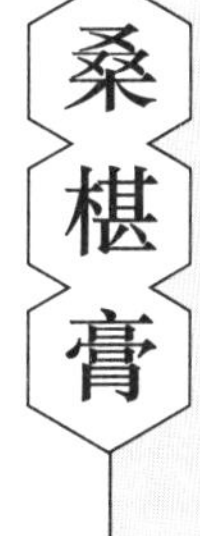

【组 方】

鲜桑椹 1000g，阿胶 50g，蜂蜜适量。

【制 法】

将桑椹洗净绞汁，小火熬成稀膏；再放入烊化的阿胶以及适量蜂蜜熬至稠厚，冷却储藏备用。每次取 10 ～ 15g，以温水冲服，每日早晚各一次，连服半月为 1 疗程。

【功 用】

滋阴养血，生津润燥。适用于少白头及病后体虚、体弱，习惯性便秘。

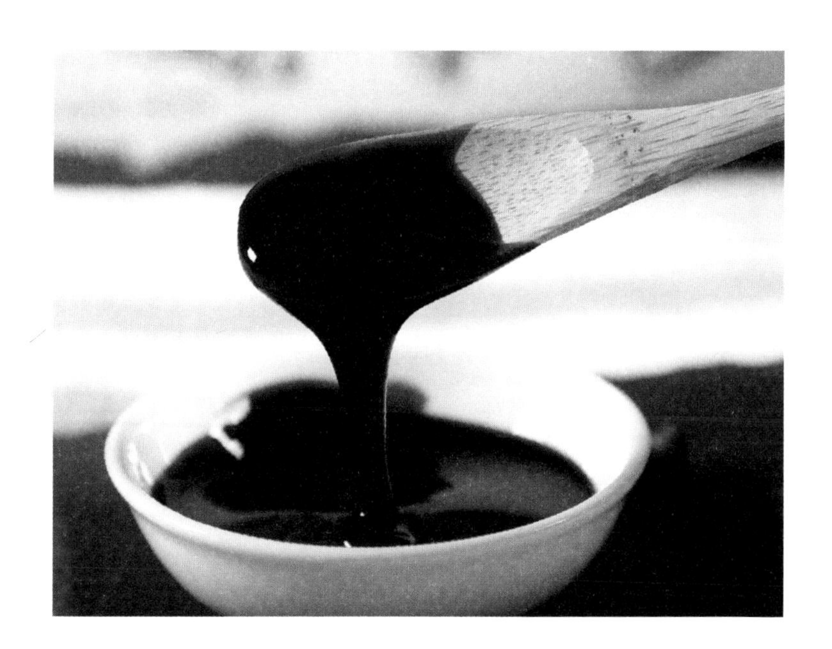

阿胶红枣羹

【组 方】

鲜猪皮 100g，东阿阿胶 15g，黄芪 10g，枸杞子 10g，去核大枣 10g，红糖 20g。

【制 法】

将猪皮刮毛，洗净；阿胶打碎；黄芪、枸杞子、大枣洗净。锅中加入清水 1000mL，入猪皮用大火烧沸，下入黄芪、枸杞子、大枣，烧沸，转为文火炖至猪皮熟烂。再加入阿胶、红糖，用小火慢熬，至完全溶化，即可食用。每日服用两次。

【功 用】

滋阴清热，益气养心，补血止血。适用于体质虚弱、疲乏无力、面色无华、低热盗汗、心悸失眠、阴虚血热、吐衄便血，白血病等。

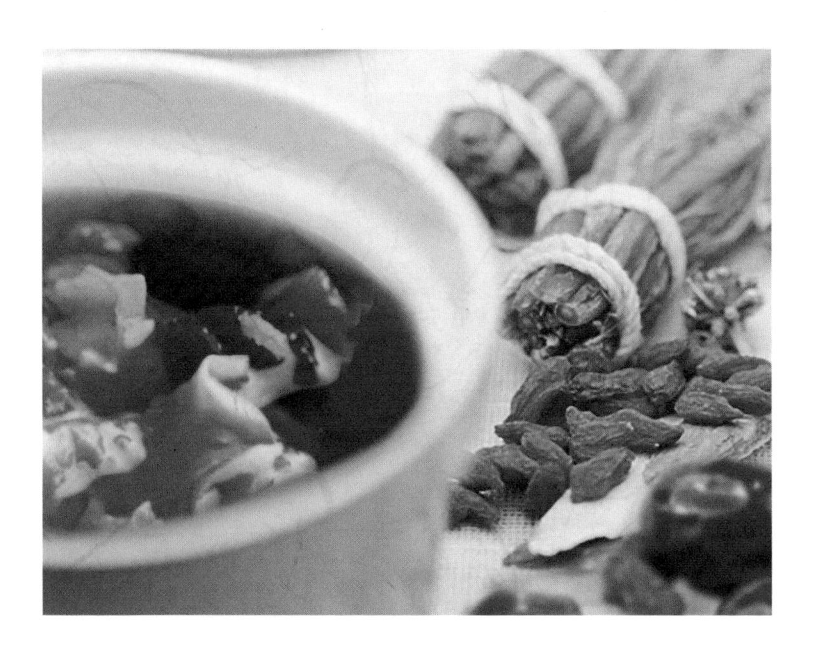

胶芪归枣汤

【组 方】

东阿阿胶 10g，黄芪、当归各 15g，去核大枣 10g。

【制 法】

将后三味洗净放入砂锅内，加入清水适量，中火煨煮 40 分钟。阿胶打碎，入另锅中加清水烊化。徐徐加入到砂锅中，搅拌均匀即可食用。每日早晚分两次服用。

【功 用】

补血益气，芳香健脾。适用于急性失血性贫血。

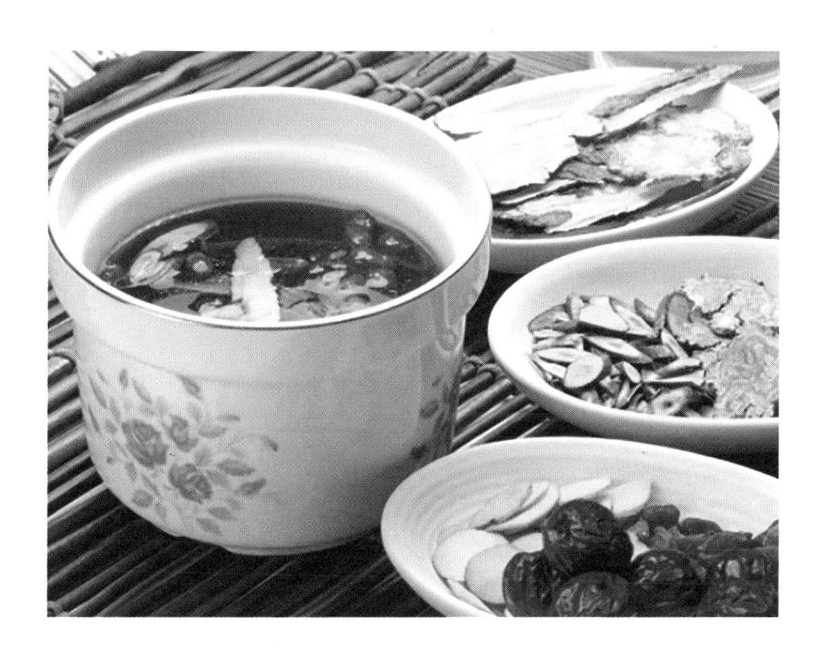

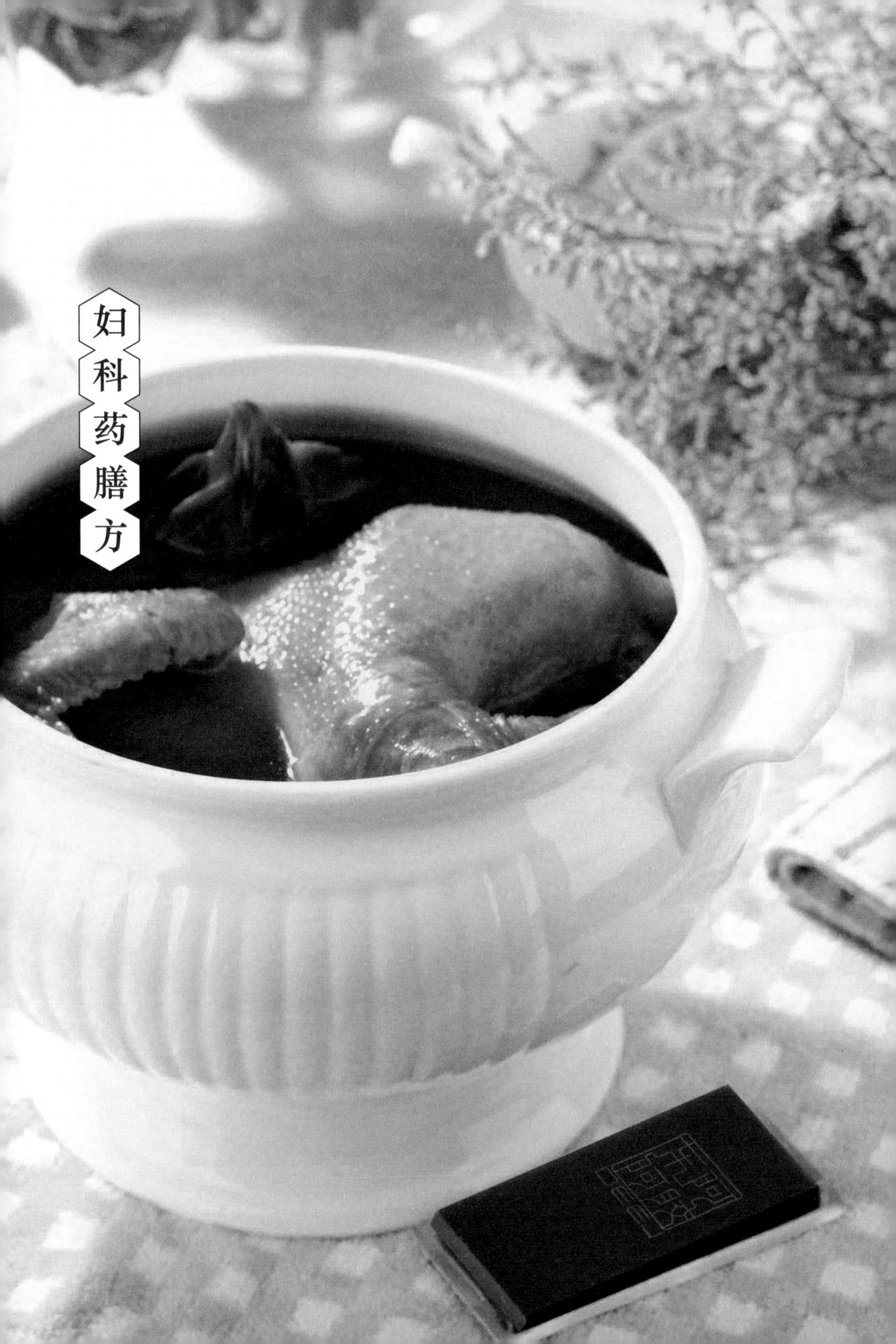
妇科药膳方

阿胶米酒汤

【组 方】

阿胶 10g，米酒 100mL，红糖 15g。

【制 法】

将以上 3 味同放碗中，加清水适量，文火炖化后温服，每日 1 ～ 2 次。

【功 用】

养血温经，通络止痛。适用于血虚经闭，量少、痛经及产后腹痛，恶露不尽等。

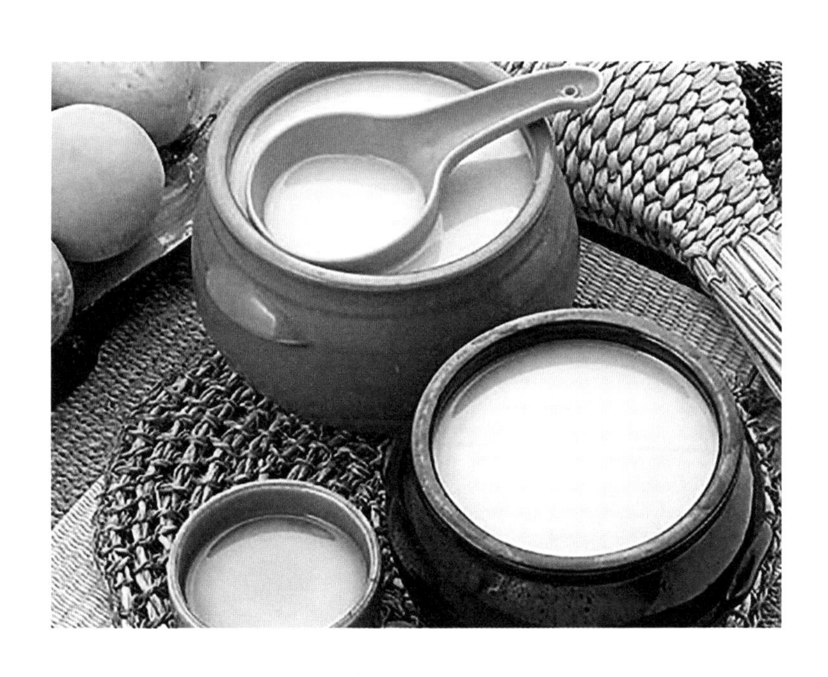

糯米阿胶粥

【组 方】

阿胶 30g，糯米 100g，红糖少许。

【制 法】

先将糯米煮粥，待粥将熟时，放入捣碎的阿胶、红糖，边煮边搅匀，稍煮二三沸即成，每日一剂。

【功 用】

滋阴补虚，养血止血，安胎益肺。适用于血虚、虚劳咳嗽，久咳咯血、吐血，大便出血，女子月经过少，漏下不止或崩中，孕妇胎动不安、胎漏等症。

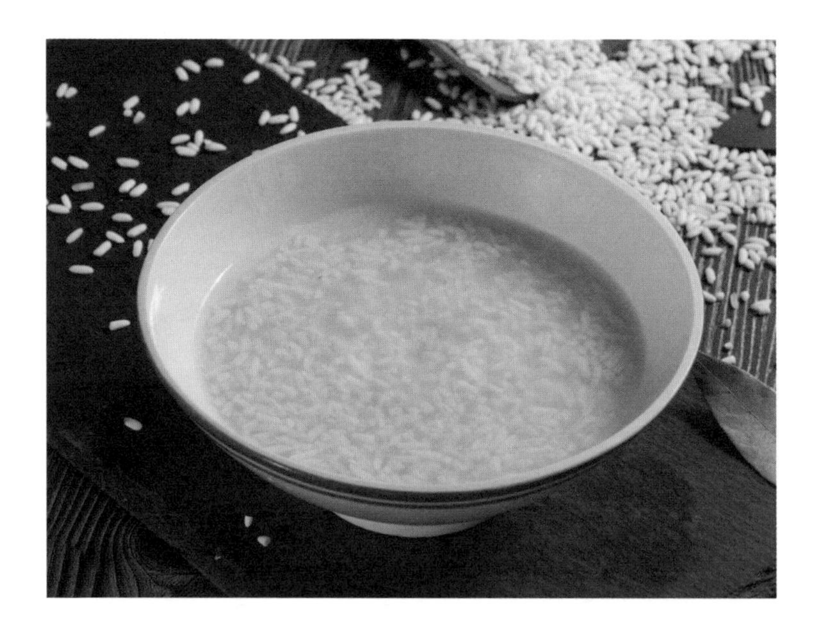

阿胶鸡

【组 方】

阿胶 30g，母鸡 1 只，调味品适量。

【制 法】

将母鸡去毛，洗净，切块，水汆片刻，放入锅中，加清水适量，煮至鸡肉烂熟后，下阿胶、食盐、料酒等调味品，再煮一二沸即成，每周两剂。

【功 用】

滋阴补血，增强体质。适用于产后、“人流”后气血亏虚，心悸失眠等。

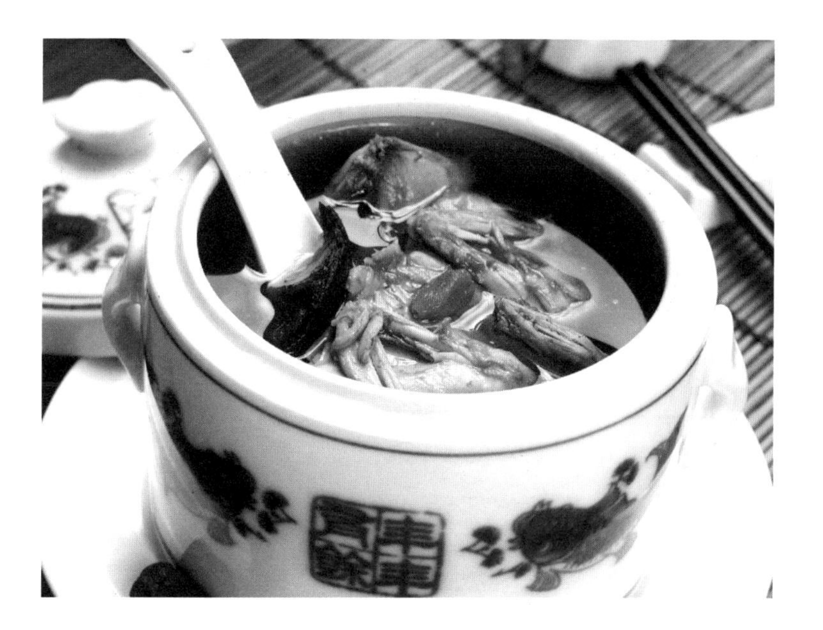

二胶汤

【组 方】

龟甲胶、阿胶各 6g。

【制 法】

将二胶打碎，置入沸水中烊化，煮沸饮用，每日一剂。

【功 用】

养阴止血。适用于女子崩漏、月经过多等。

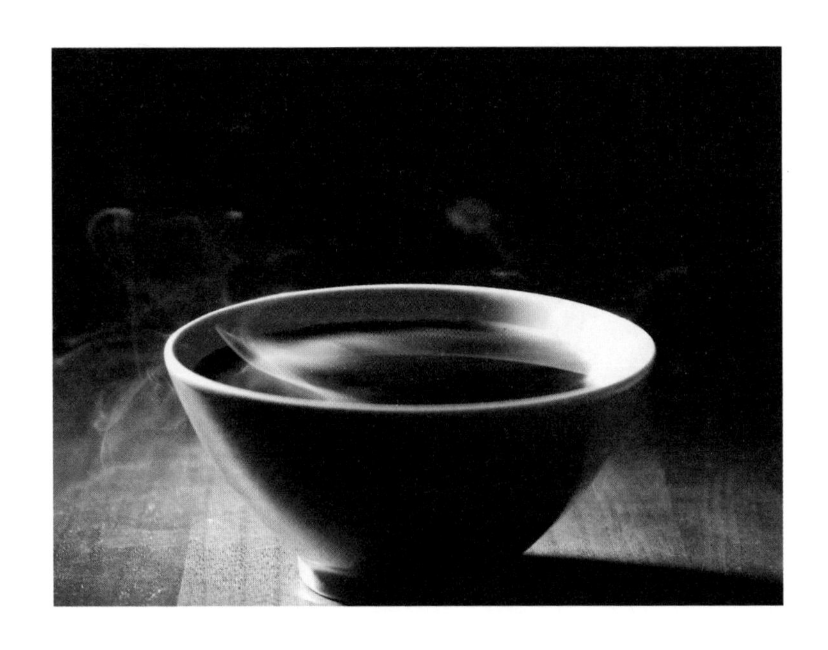

阿胶莲子糯米饭

【组 方】

阿胶、莲子、糯米各15g。

【制 法】

将莲子、糯米淘净，与阿胶同放碗中，加清水适量，煮熟服食，每日一剂。

【功 用】

补肾安胎。适用于肝肾不足所致的先兆性流产、习惯性流产等。

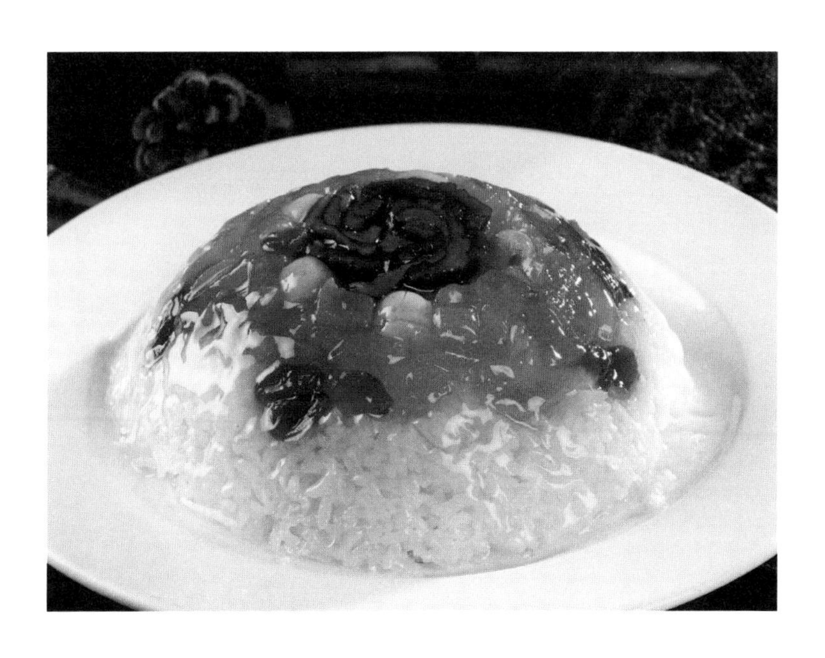

阿胶豆浆

【组 方】

豆浆150mL，阿胶10g，白糖适量。

【制 法】

将豆浆煮沸后，纳入阿胶烊化，加入白糖调味顿服，连续2～3日。

【功 用】

益气养血。适用于产后血晕。

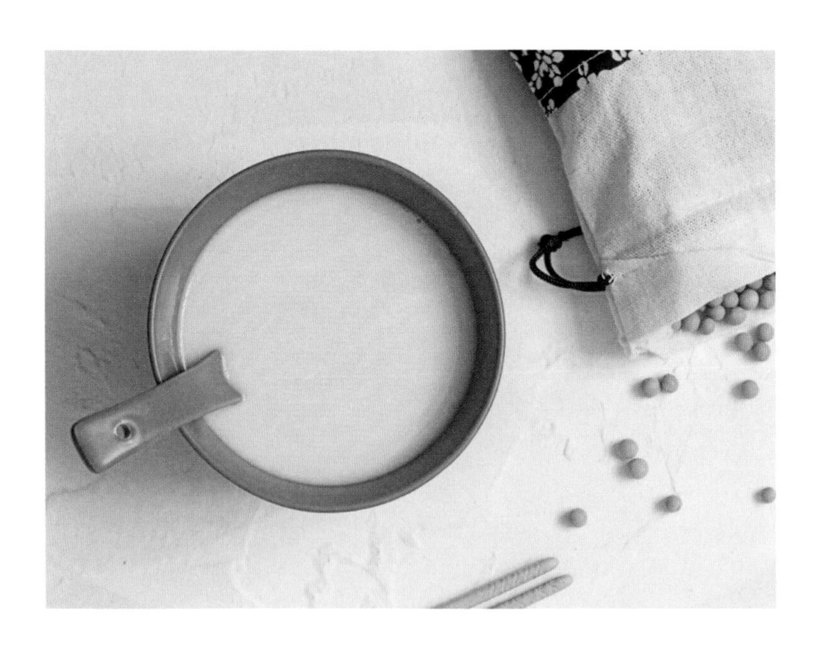

阿胶鲤鱼汤

【组 方】

鲤鱼 1 条，阿胶 10g，糯米 150g，陈皮 1 块，生姜 3 片，调味品适量。

【制 法】

将鲤鱼刮洗干净，去肠杂，不去鳞，与糯米、陈皮、生姜等同放入锅中，加清水适量煎沸后，文火煮至鲤鱼烂熟，纳入阿胶、食盐等，再煮一二沸饮服，每日一剂，连服一周。

【功 用】

益气养血，安胎通乳。适用于孕妇腰膝酸软，胎动不安，胎漏下血，产后缺乳，乳汁分泌不足等。

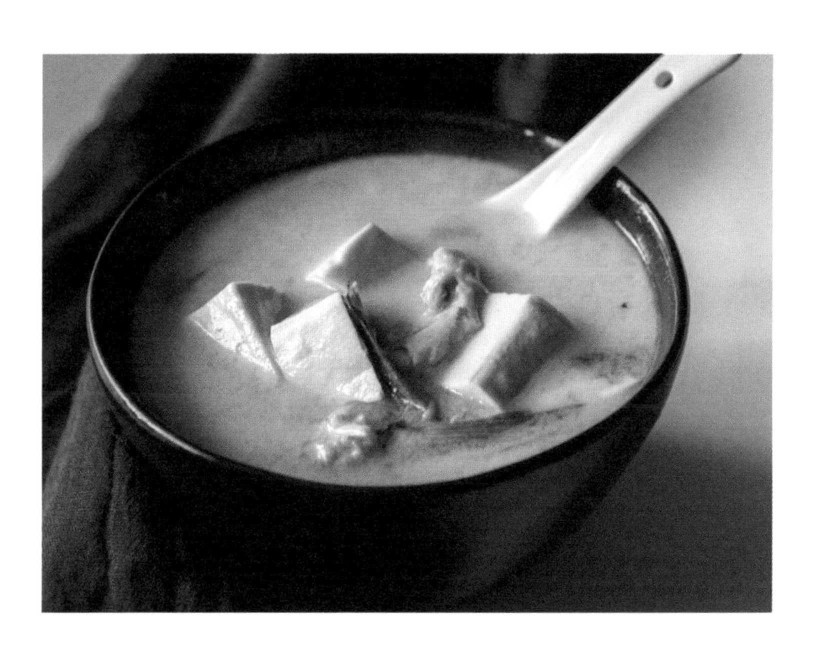

鲤鱼阿胶粥

【组 方】

鲤鱼1尾（约500g），炒阿胶5g，糯米100g，调味品适量。

【制 法】

将鲤鱼去鳞杂，洗净，切块，水煎取汁，加糯米煮为稀粥，待沸后加入葱花、姜末、陈皮末、食盐等。待粥熟后，调入阿胶，烊化服食，每日早晚服食。

【功 用】

凉血安胎。适用于胎动不安及伤胎下血等。

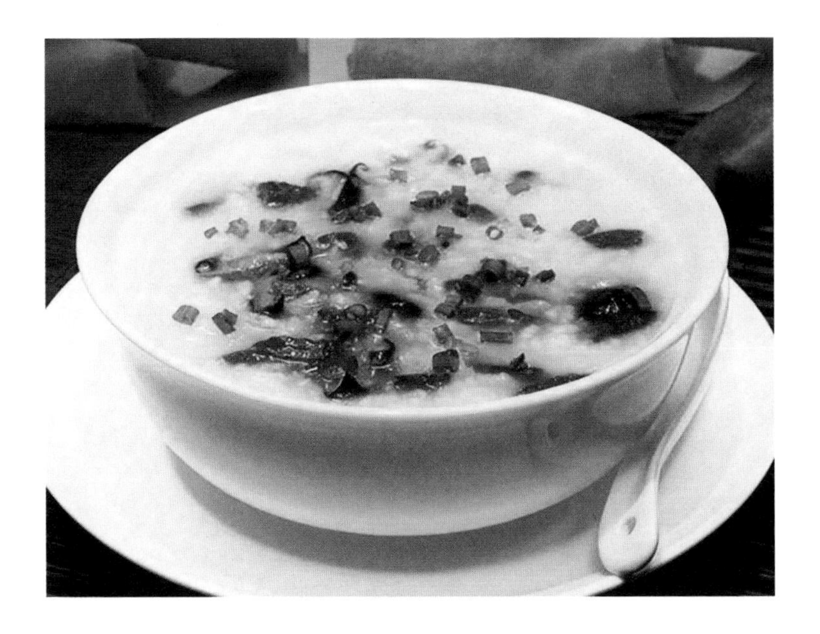

阿胶枣麦粥

【组 方】

阿胶 5g，小麦 30g，大米 100g，大枣 5 枚。

【制 法】

将小麦、大米淘净，大枣去核备用。先取小麦放入锅中，加清水适量，煮至小麦熟后，去渣取汁，加大米、阿胶、大枣煮粥，或将小麦捣碎后，同大米、阿胶、大枣煮粥服食，每日一剂。

【功 用】

养心神，健脾胃，益气血。适用于心气不足、心阴亏损所致的女子脏躁，精神恍惚，多呵欠，喜悲伤欲哭，心悸怔忡，失眠多梦，自汗盗汗，脾虚泄泻等。

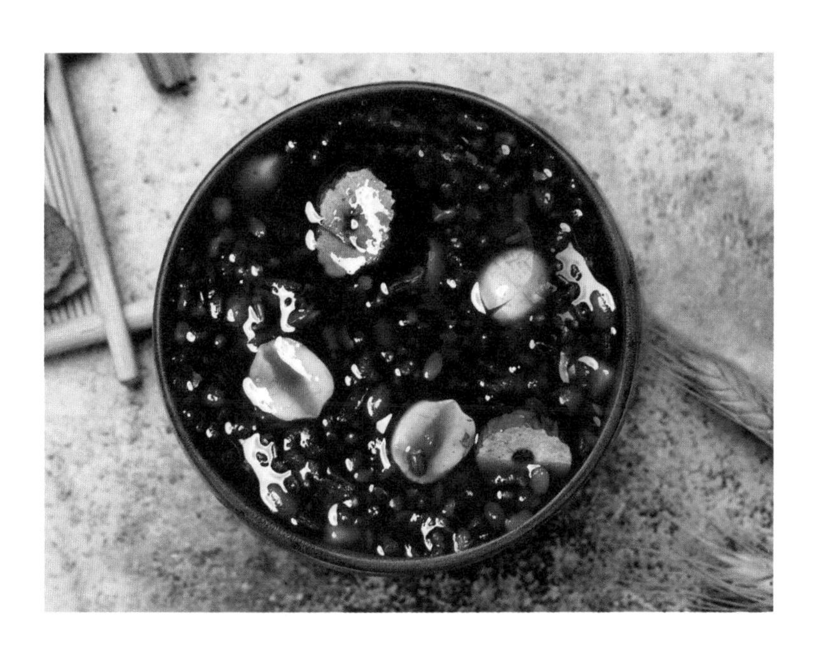

桃仁墨鱼

【组 方】

桃仁 6g，墨鱼 30g，阿胶 10g，调味品适量。

【制 法】

将墨鱼泡软后，去骨、皮，洗净，桃仁洗净，同放锅中，加清水、葱、姜、椒、盐等，用大火煮沸后，文火炖至墨鱼熟透，调入阿胶、食盐、味精等，再煮一二沸服食，每日 1 剂。

【功 用】

通经止痛，活血养血。适用于经血量少，色暗有块，腹痛拒按等。

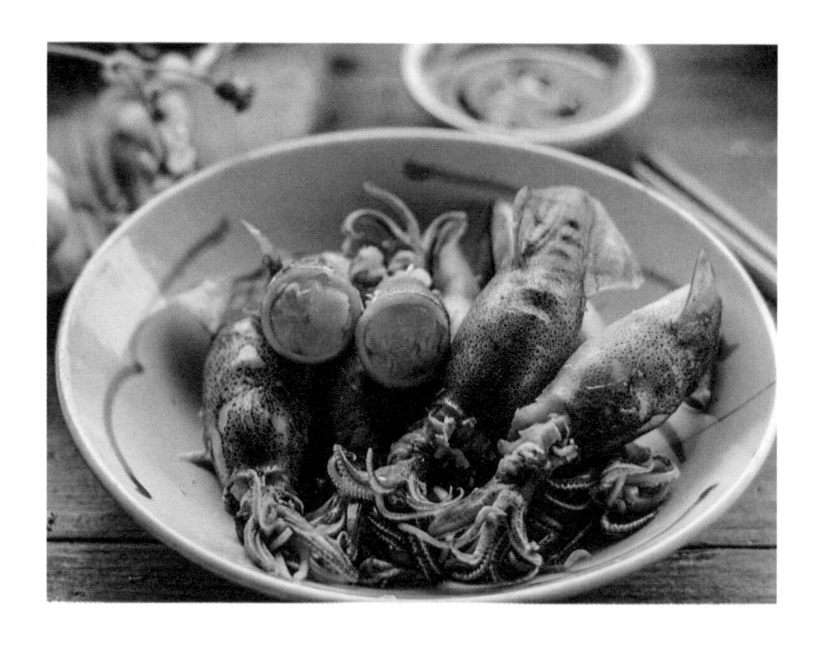

二胶鸡汁粥

【组 方】

阿胶、鱼鳔胶各 5g，鸡汤一大碗，大米 50g，食盐适量。

【制 法】

将大米淘净，加鸡汤及清水适量，煮粥，待熟时调入二胶，烊化后，纳入食盐，再煮一二沸即成，每日 1 ～ 2 次。

【功 用】

补益精血。适用于血虚经闭，痛经，月经不调等。

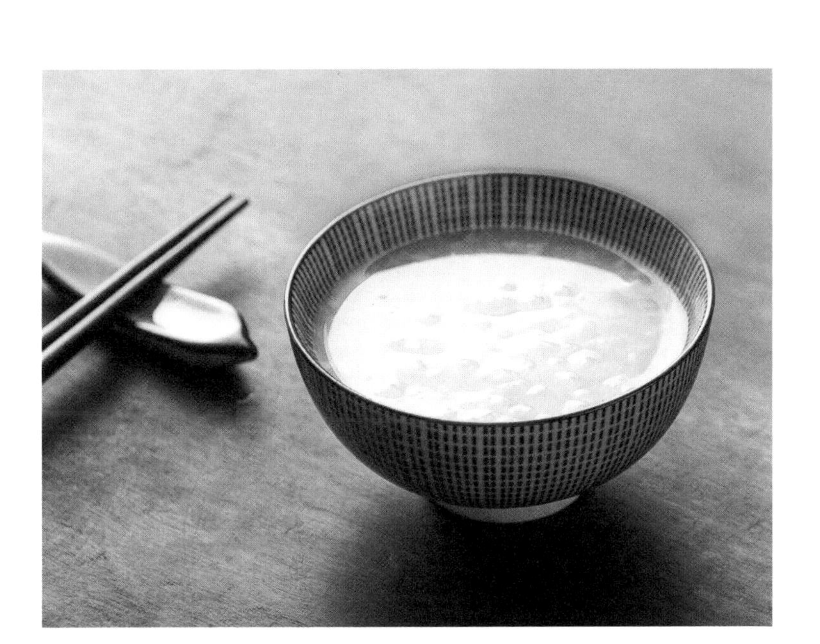

阿胶鹌鹑蛋汤

【组 方】

阿胶 10g，鹌鹑蛋 10 枚，白糖适量。

【制 法】

阿胶加清水适量煮沸、烊化，打入鹌鹑蛋，白糖调味，煮沸即成。每日一剂。

【功 用】

补血安胎。适用于胎动不安。

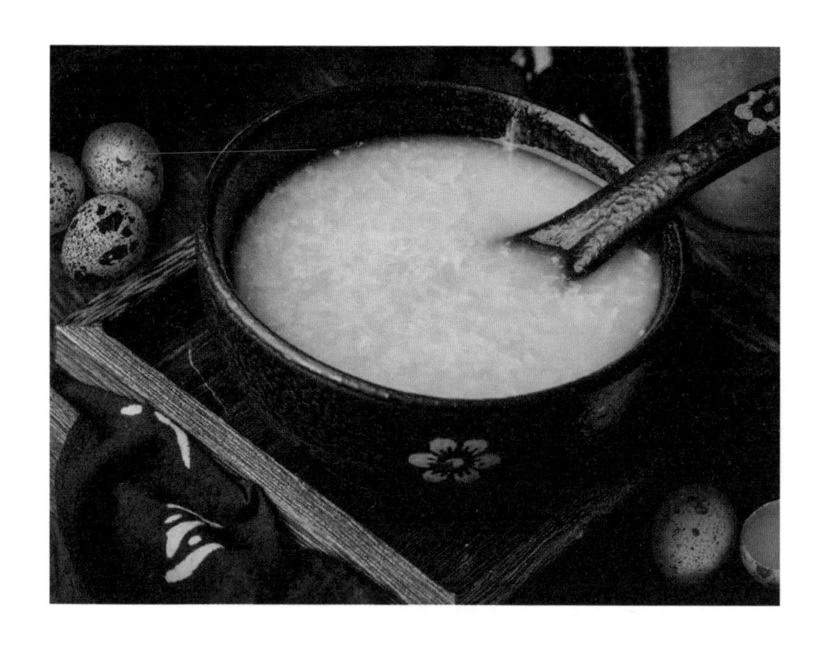

阿胶莲子粥

【组 方】

阿胶、莲子各10g，大米50g，白糖少许。

【制 法】

将大米、莲子加清水适量煮粥，待熟时调入捣碎的阿胶，再煮一二沸服食，每日一剂，白糖调服。

【功 用】

补血滋阴，止血安胎。适用于胎动不安，先兆性流产等。

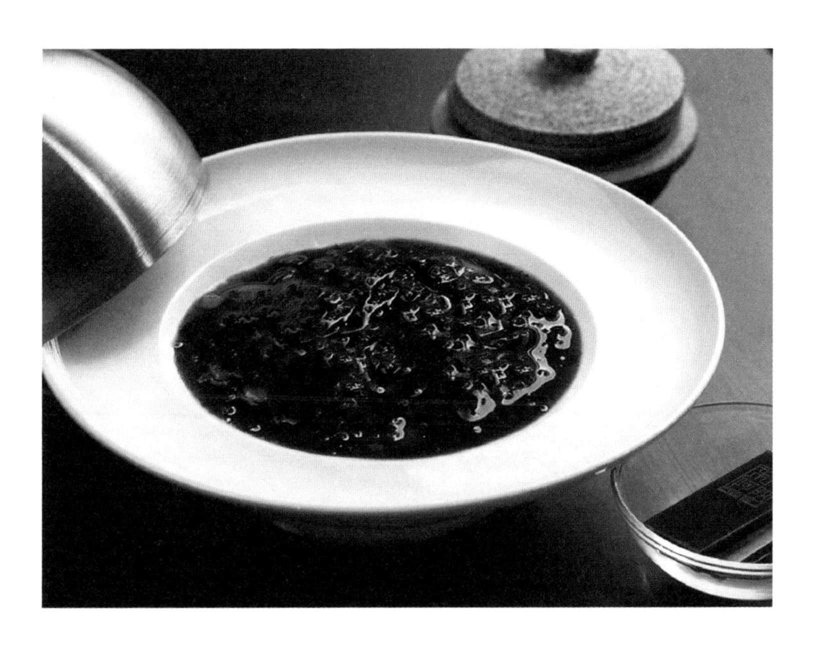

安胎饮

【组 方】

阿胶、莲子、糯米各 50g。

【制 法】

将莲子、糯米加清水适量煮粥，待熟时加入捣碎的阿胶，再煮一二沸服食，每日一剂，白糖调服。

【功 用】

补血安胎。适用于先兆性流产，习惯性流产等。

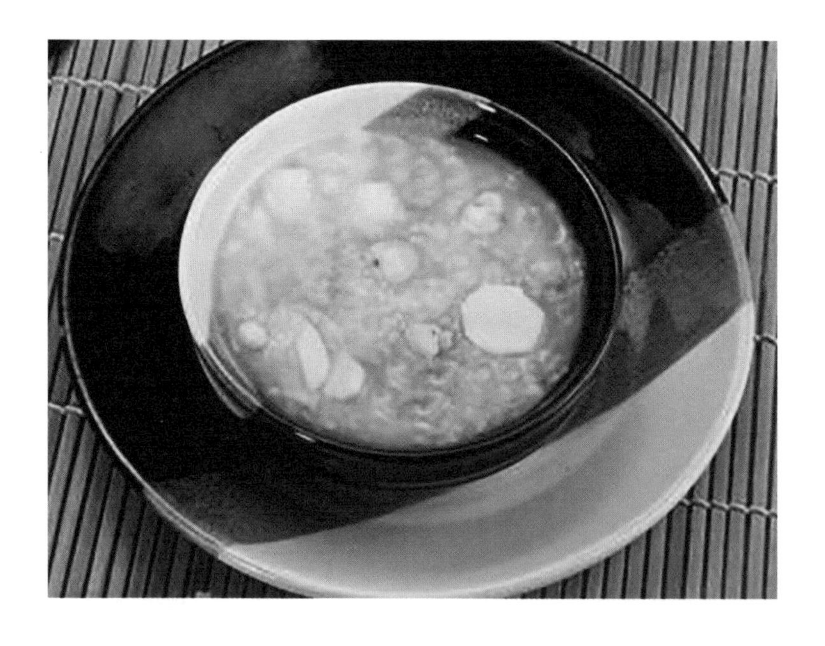

二胶大枣粥

【组 方】

鱼鳔胶、阿胶各 10g，大枣 10 枚，大米 100g，红糖适量。

【制 法】

将大枣去核，同大米煮粥，待沸后调入二胶，煮至粥成，红糖调服，每日一剂。

【功 用】

益血摄血，滋阴补虚。适用于产后恶露不净。

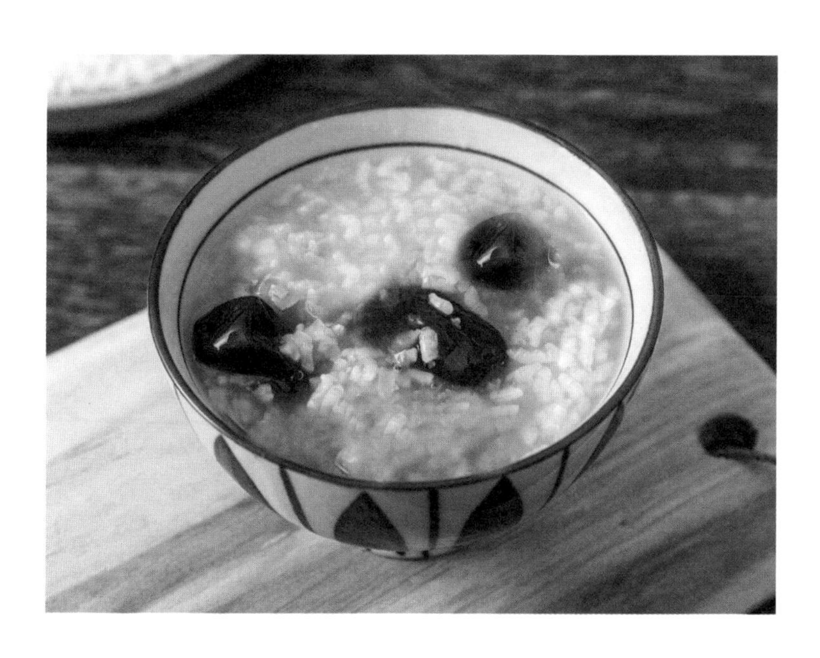

莲子阿胶粥

【组 方】

莲子 30g，阿胶粉 10g，糯米 100g。

【制 法】

①将莲子放入碗中，用沸水浸泡片刻，去莲心后备用。②将糯米淘洗干净，入锅，加水煮沸，加入阿胶、莲子，按常法制成糯米粥，即成。早晚分食。

【功 用】

益气健脾，止血安胎。尤适用于气血两虚型先兆流产。

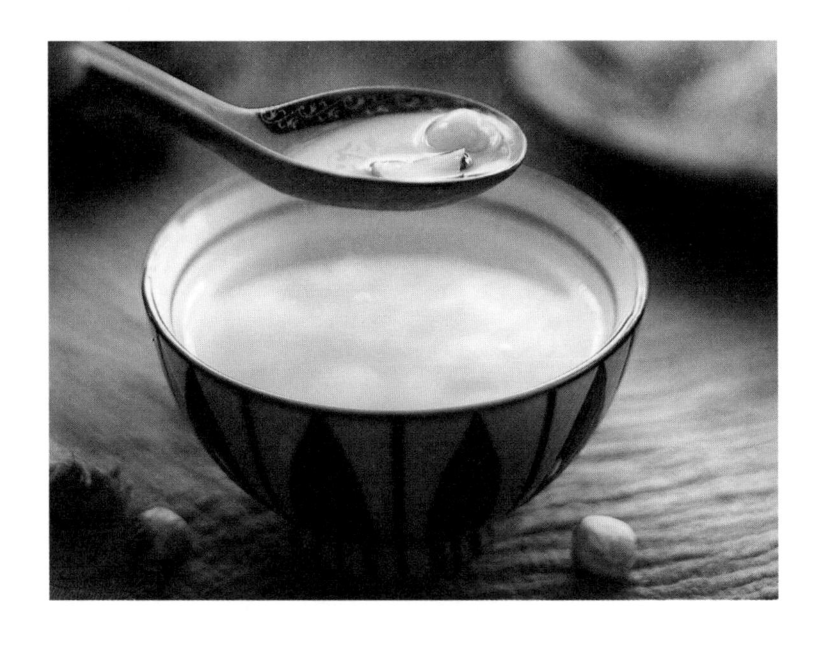

阿胶鸡蛋汤

【组 方】

阿胶 10g，鸡蛋 2 只。

【制 法】

阿胶加水一碗加热烊化，加入鸡蛋煮成蛋花，糖调热服。

【功 用】

滋阴养血，安胎。主治阴血不足，胎动不安，烦躁不宁，虚痨咳嗽。亦可加入适量黄酒、红糖，对痛经有很好的缓解效果。

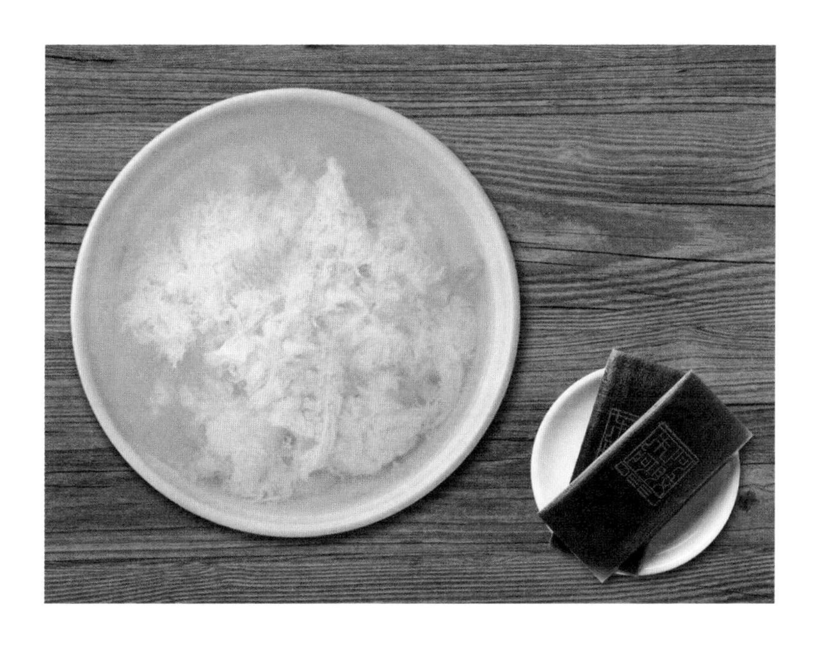

阿胶肉汤

【组 方】

阿胶 15g，猪肉 100g，料酒 20mL，生姜 10g。

【制 法】

将猪肉去筋切片，与生姜、料酒一起放入砂锅，加水适量，文火煮 30 分钟，加入阿胶及调料，溶化即可。每日一剂，食肉喝汤，连服十剂。

【功 用】

此方中的阿胶甘平，为补血止血、滋阴润肺之要药，尤宜于鼻燥咽干，痰中带血之证。猪肉甘平，以滋阴润燥见长，可治疗燥咳伤津，羸瘦。二者合用适用于精神疲乏、头昏眼花、心悸少寐、面色萎黄者，对女性月经不调、经期延后或胎动不安者效果显著。

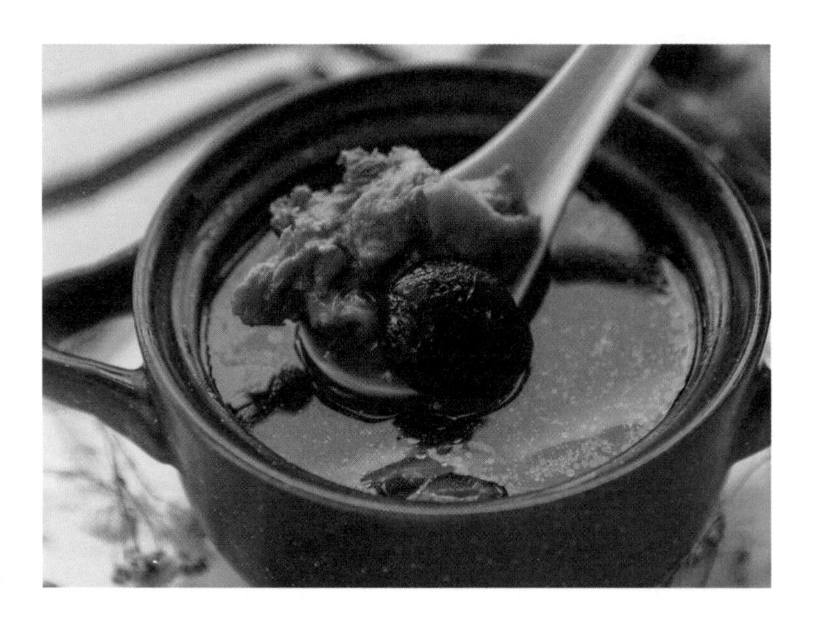

阿胶枸杞乌鸡煲

【组 方】

阿胶 30 ～ 50g，枸杞子 15g，乌鸡 1 只，料酒 20mL。

【制 法】

阿胶打碎备用。将乌鸡、枸杞子、料酒共入锅，加水适量烧至鸡肉将烂，加阿胶炖至烊化，加调味料即成。

【功 用】

补肾填精，养血柔肝。适用于女性产后调补。

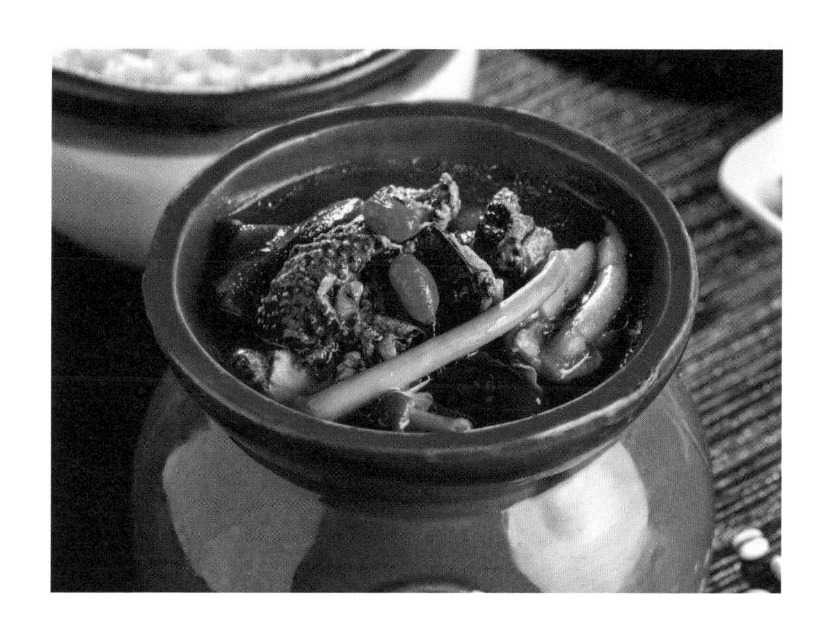

三七阿胶鸡

【组 方】

三七 15g，阿胶 10g，母鸡肉 150g，调味品适量。

【制 法】

将三七切成薄片，母鸡肉切块，与姜片、葱段同入锅中，加水适量，大火煮沸，改小火炖至鸡肉熟烂，加入精盐等调味品，再炖一二沸即成，每日一剂。

【功 用】

活血化瘀，补血。适用于血小板减少性紫癜，瘀斑色紫深暗，面色黧黑，妇女月经量多，色紫有血块，头发枯黄无光泽，或伴有胸闷胁痛、下腹部胀痛、妇女痛经等。

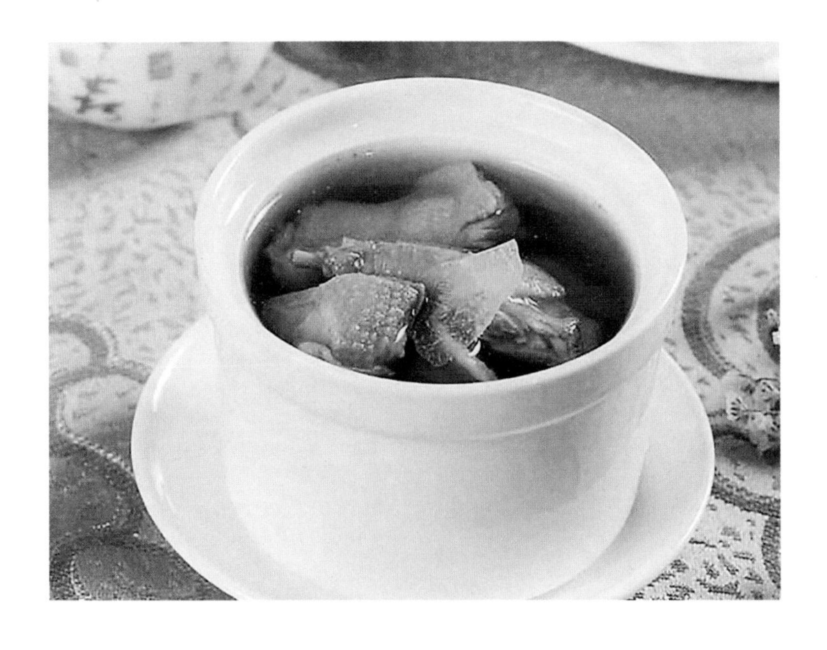

首乌阿胶蛋汤

【组 方】

制何首乌 10g，鸡蛋 2 个，阿胶 10g，调味品适量。

【制 法】

将鸡蛋煮至蛋白凝固，去壳，用小刀在蛋白上划开，而后同何首乌加清水适量煮沸后，文火煮 30 分钟，调入阿胶、葱、姜、食盐、麻油等，再煮两沸，饮汤食蛋，每日一剂。

【功 用】

滋阴补血，润肠通便。适用于产后便秘。

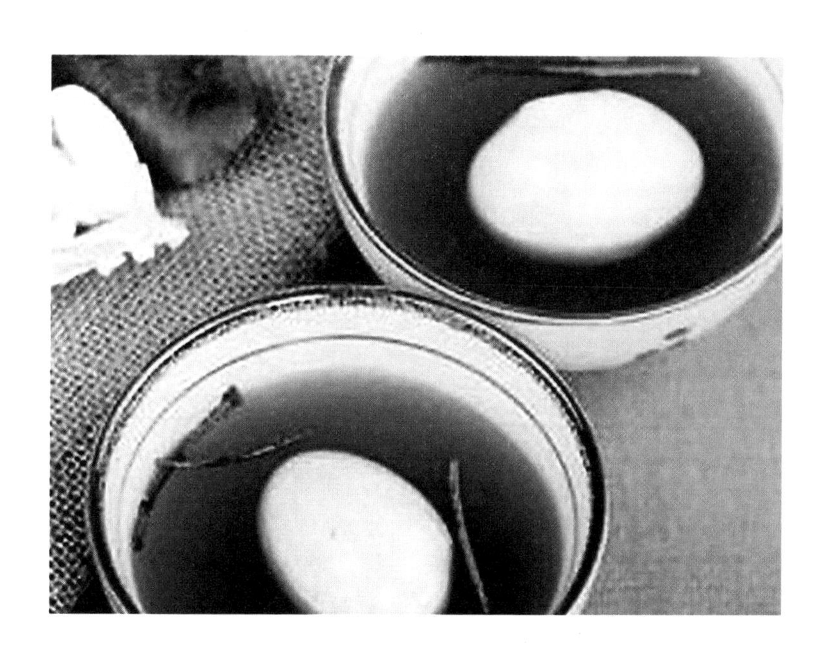

儿科药膳方

阿胶黄芪粥

【组 方】

阿胶 3g，黄芪 10g，大米 100g，白糖少许。

【制 法】

将黄芪择净，切为薄片，用冷水浸 30 分钟，水煎取汁，共煎 2 次，二液合并，分为两份，每取一份同大米煮粥，待熟时调入阿胶、白糖，再煮一二沸即成，每日一剂。

【功 用】

健脾补肺，益气升阳，固表止汗。适用于小儿表虚不固，汗出异常，平素易感冒，小儿肾病综合征等。

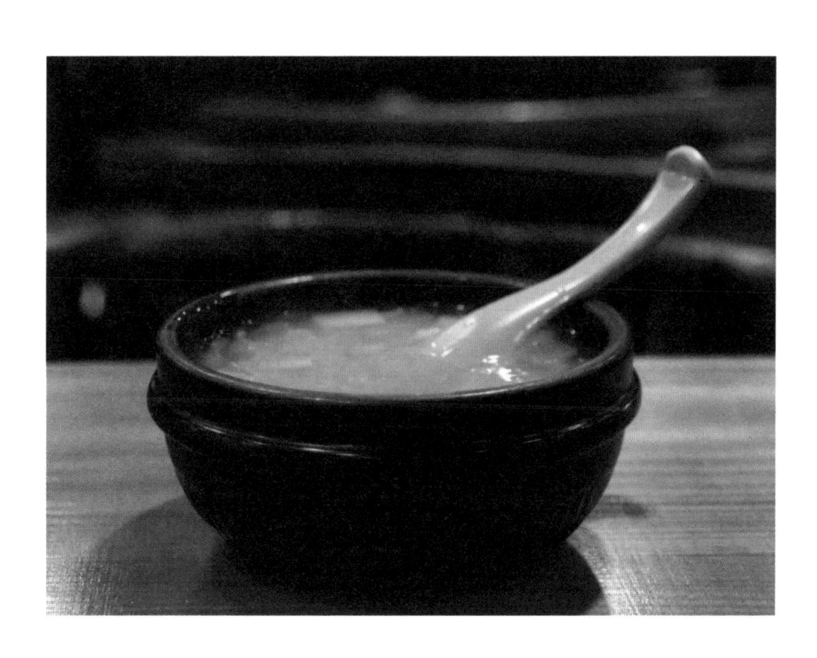

龟肉阿胶汤

【组 方】

龟肉 250g，阿胶、枸杞子、金樱子、莲子各 10g，调味品各适量。

【制 法】

将龟肉洗净，切块，放入锅中，加清水适量炖至龟肉八成熟，阿胶打碎，枸杞子、金樱子、莲子洗净，入锅内，小火煮沸 10 分钟，加入食盐、味精、葱花、姜末、花椒面、黄酒、米醋、猪脂等，再煮一二沸即可出锅，每日两剂。

【功 用】

补肾益精，止遗。适用于小儿夜尿频多（亦可用于老年人夜尿频多）、淋沥不净等症。

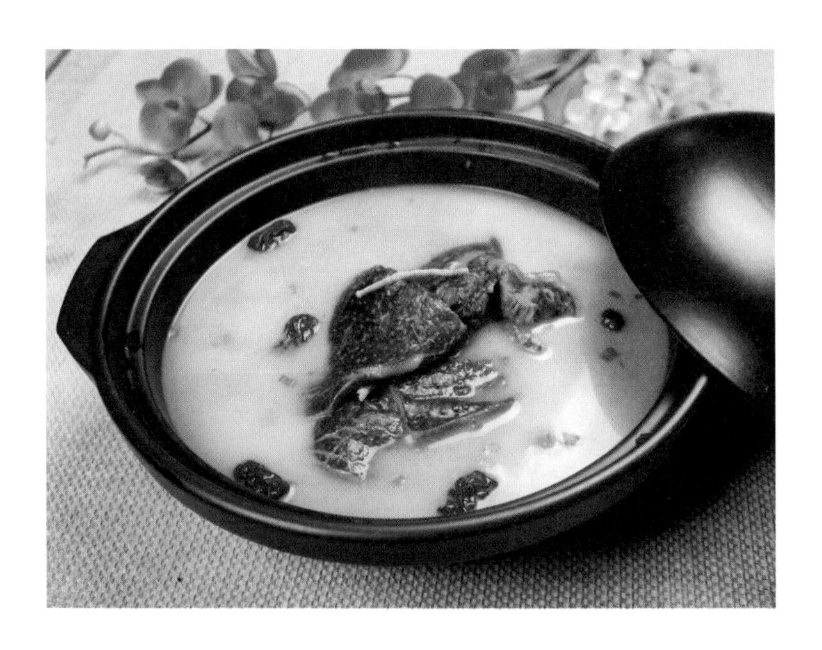

男科药膳方

阿胶枸杞鸡

【组 方】

阿胶 30g，枸杞子 15g，母鸡 1 只，调味品适量。

【制 法】

将母鸡去毛，洗净，纳阿胶、枸杞子于鸡腹中，放锅中，加清水适量，文火炖到鸡肉烂熟后，下调味品，再煮一二沸即成，每周两剂。

【功 用】

补益肝肾。适用于肝肾亏虚所致的精少不育、遗精、阳痿等。

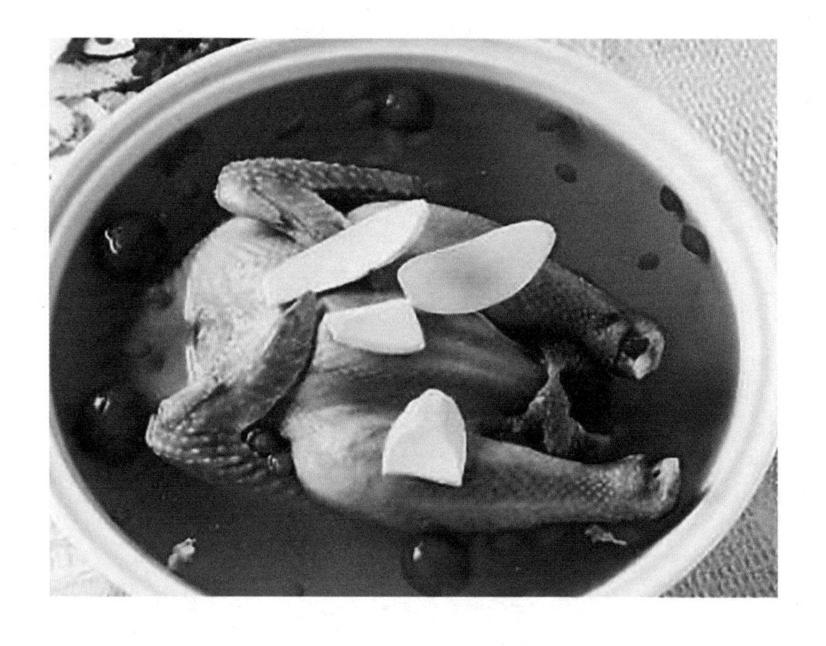

驴肉二胶粥

【组 方】

驴肉、大米各50g，阿胶10g，调味品少许。

【制 法】

将驴肉洗净，切细，放入碗中，用淀粉、酱油、料酒、花椒粉勾芡备用；取大米淘净，加清水适量煮粥，待沸后调入驴肉、阿胶等，煮至粥熟，食盐、味精等调味，再煮一二沸即成，每日1剂，3～5日为一个疗程。

【功 用】

补虚益损，补益精血。适用于男子遗精，手足心热等。

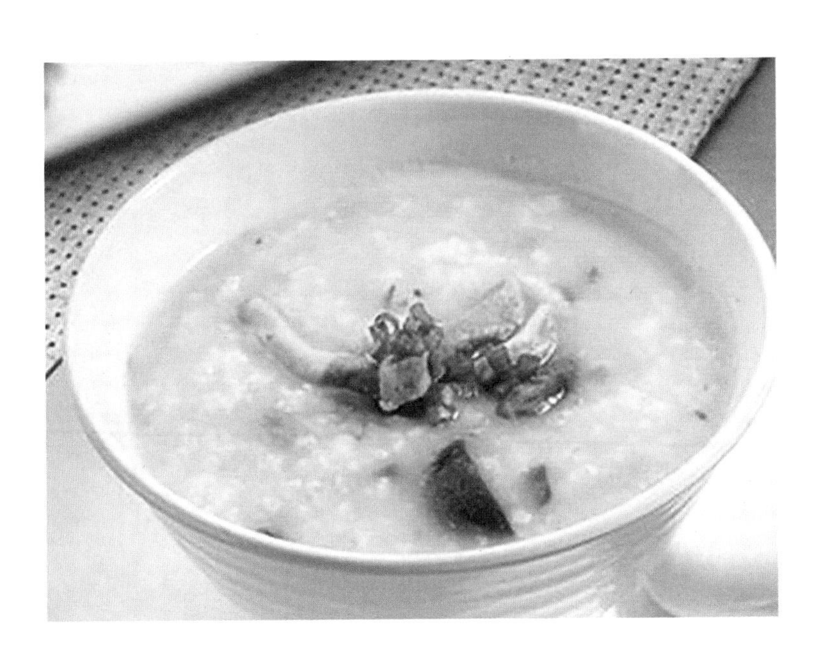

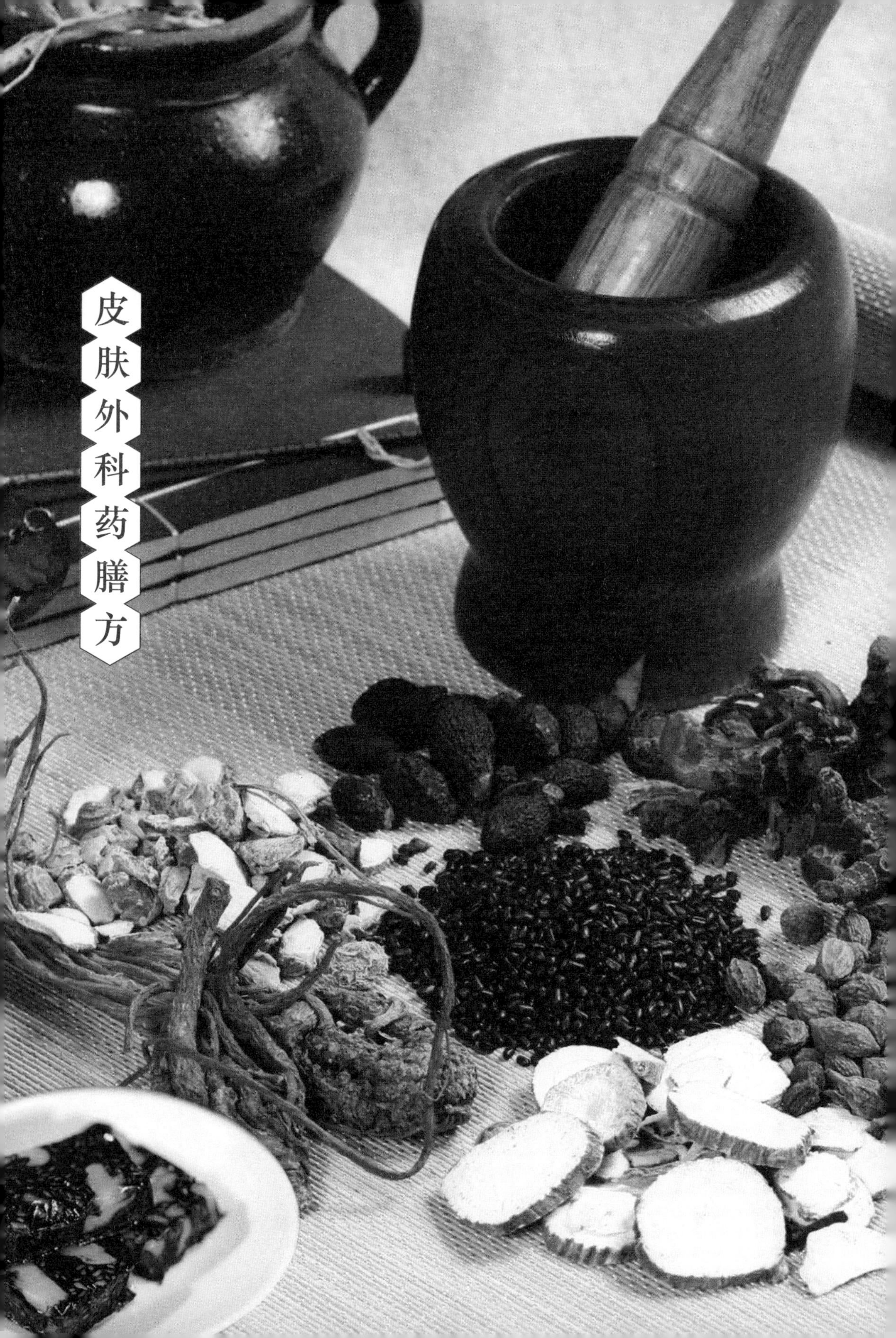

皮肤外科药膳方

黄精阿胶瘦肉粥

【组 方】

黄精、阿胶各10g，猪瘦肉、大米各100g，食盐适量。

【制 法】

将黄精水煎取汁，纳入大米、瘦肉末煮粥，待熟时调入捣碎的阿胶，烊化，调入食盐，再煮一二沸服食，每日一剂。

【功 用】

补益气血，悦色延年。适用于黄褐斑，容颜憔悴，面色萎黄无泽，或未老先衰，人老色衰者。

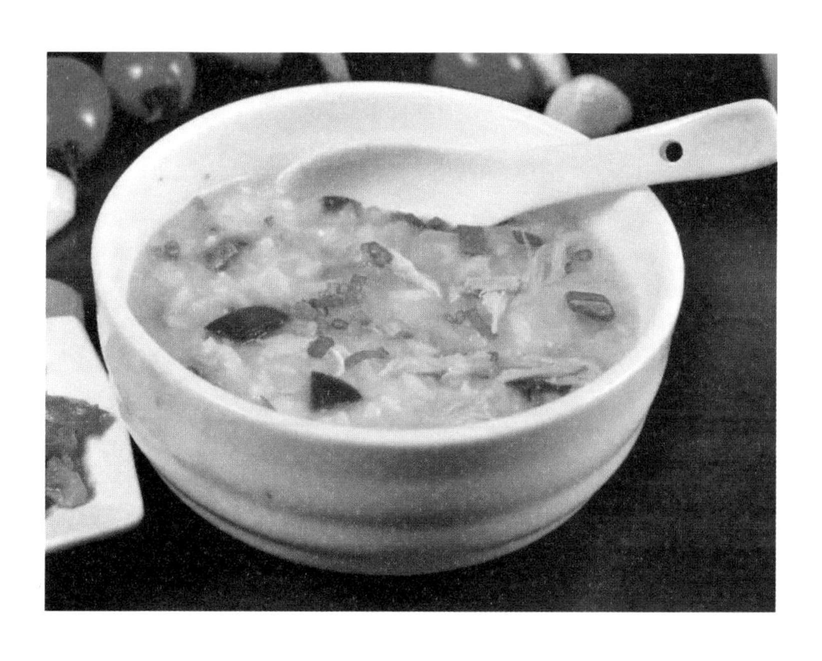

海参阿胶粥

【组 方】

海参 1 支，阿胶 10g，小米 100g。

【制 法】

将海参泡发、阿胶打粉备用。先取小米煮粥，待八成熟后加入海参煮熟，再加入阿胶粉，至全部溶化。再煮一二沸即成，每日一剂。

【功 用】

养血止血，可用于痔疮出血。

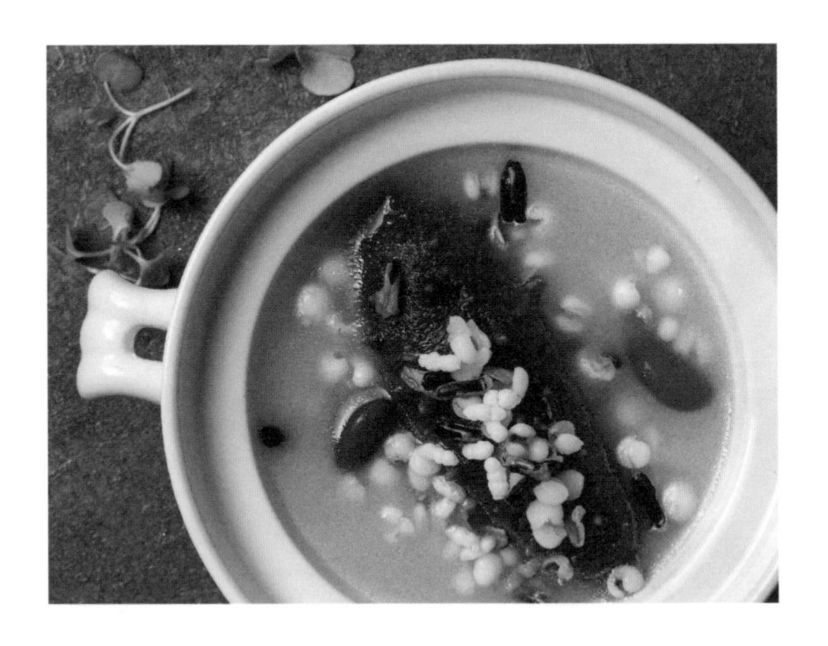

阿胶益寿粥

【组 方】

粟米 100g，阿胶 15g，冰糖适量。

【制 法】

将粟米淘净，放入锅中，加清水适量，煮为稀粥，待熟时，调入阿胶、冰糖，再煮一二沸服食，每日一至两剂。

【功 用】

乌须秀发，补虚疗损。适用于毛发脱落，白发病等。《本草纲目》言其“煮粥食，益丹田，补虚损，开肠胃”。经常食用，可补血益肾，乌发美容，延年益寿。

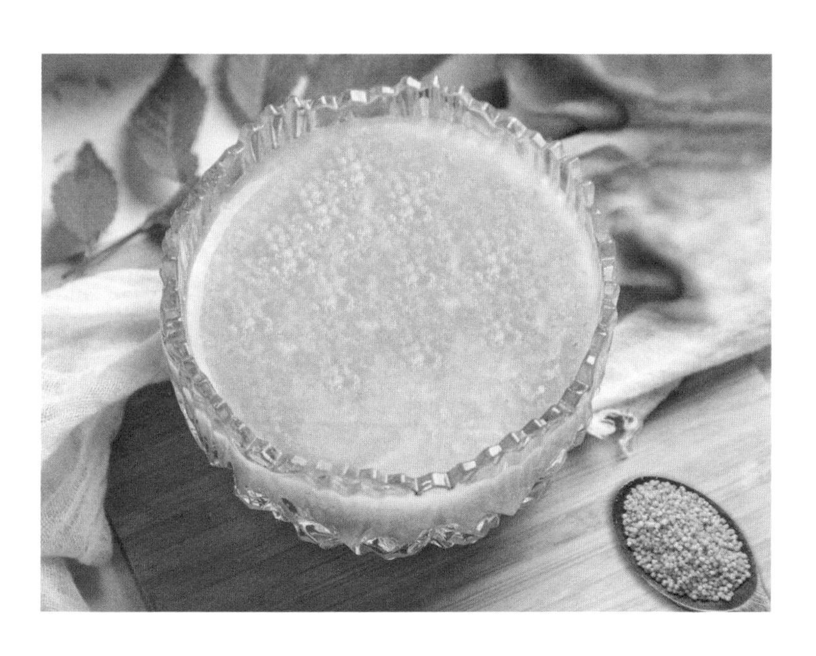

阿胶核桃方

【组 方】

阿胶 150g，核桃仁 100g，黑芝麻 50g，冰糖 200g。

【制 法】

将上药同置钵中上笼蒸，待水沸后，蒸 20 分钟取出，加盖放置，每次 10g，每日早晚空腹食。服完后，可如法连续操作。

【功 用】

补血滋阴，红润颜面。适用于黄褐斑，容颜憔悴，面色萎黄无泽，或未老先衰，人老色衰者。

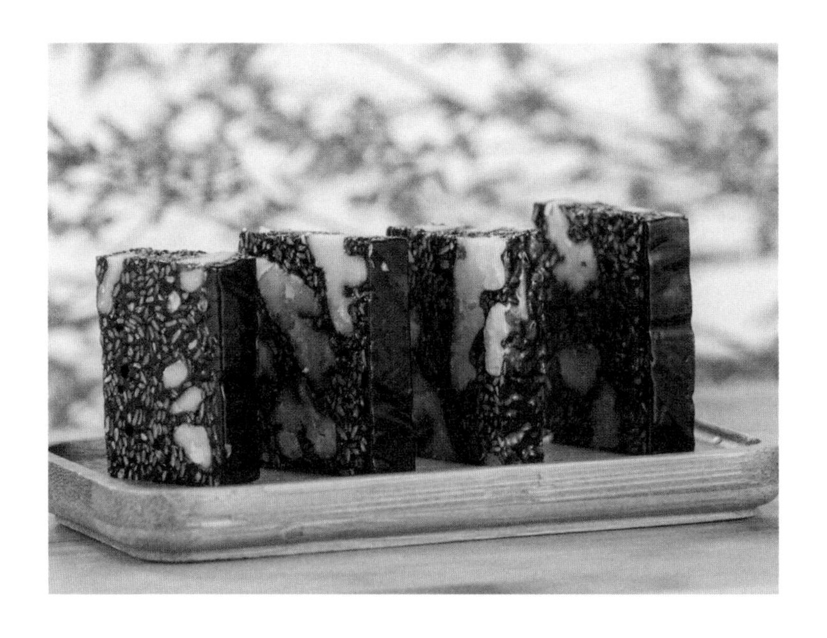

大枣麻桃阿胶膏

【组 方】

大枣 500g，黑芝麻、核桃仁、桂圆各 150g，阿胶、冰糖各 250g，黄酒 800mL。

【制 法】

将大枣、黑芝麻、核桃仁、桂圆肉共研碎；阿胶置黄酒中浸泡 12 天；将阿胶酒倒入陶瓷器内，隔水蒸化后，纳入诸药及冰糖，待冰糖完全溶解时，取出，放凉即成，每次 2 ～ 3 汤匙，每日晨起开水冲服。

【制 法】

养血润肤，悦色美颜。适用于黄褐斑，容颜憔悴，面色萎黄无泽，或未老先衰，人老色衰者。

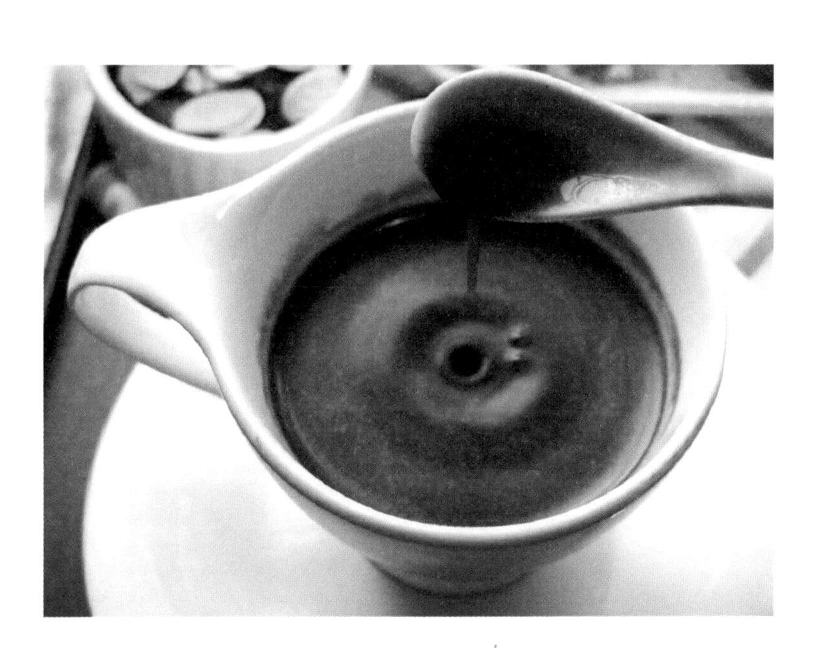

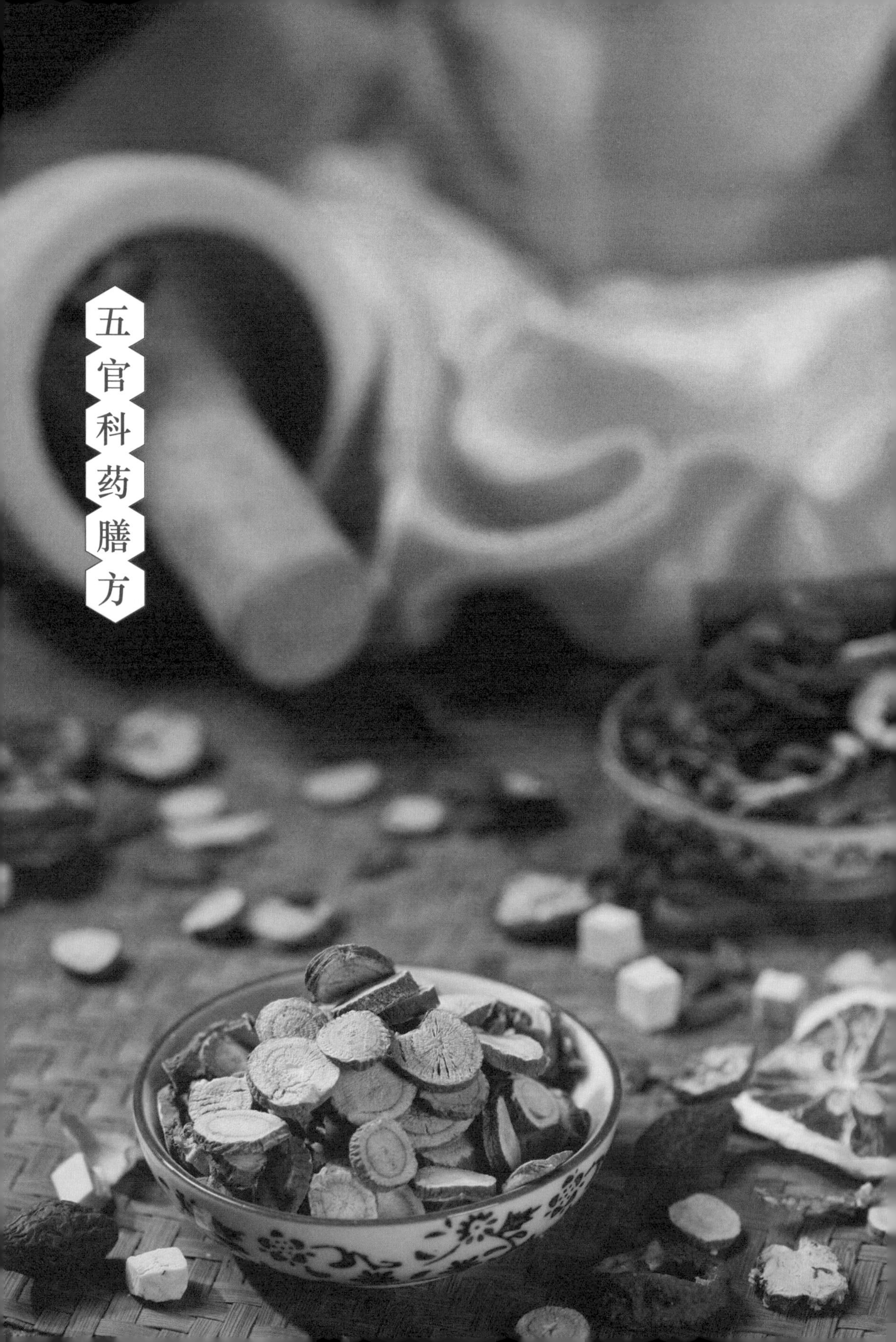
五官科药膳方

阿胶羹

【组 方】

阿胶、冰糖各 250g，黑芝麻、核桃仁、葡萄干、龙眼肉各 30g，黄酒 250mL。

【制 法】

将阿胶捣碎，放入黄酒中浸泡 2 天，而后纳入冰糖及清水适量，放入锅中加盖蒸化，再纳入炒香的黑芝麻、捣碎的核桃仁及葡萄干、龙眼肉等，再次煮沸，开水冲饮，或调入稀粥中服食。

【功 用】

养阴补血，补肾益气。适用于耳鸣、耳聋、头目晕眩等。

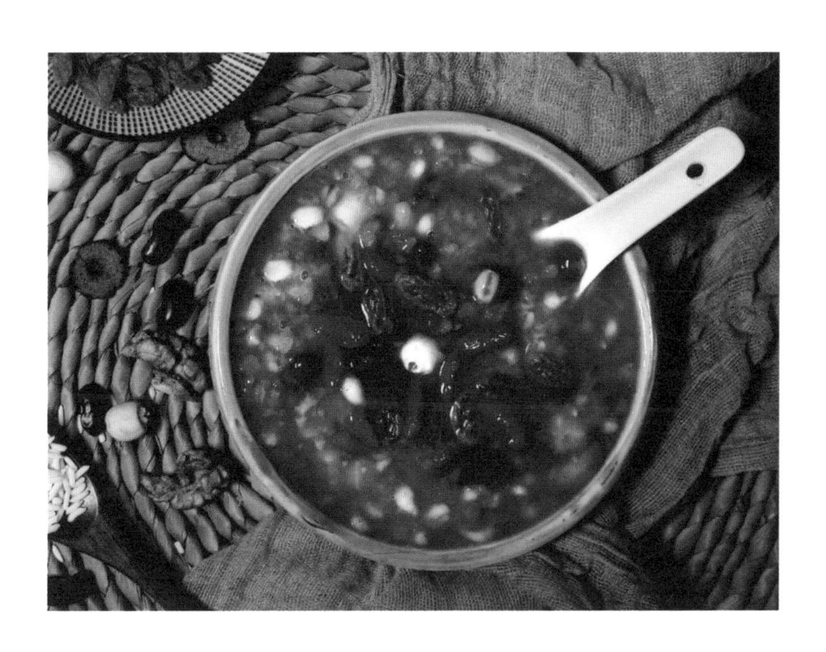

阿胶薏苡粥

【组 方】

阿胶 10g，薏苡仁、大米各 50g，白糖适量。

【制 法】

将薏苡仁、大米淘净，同放锅中，加清水适量煮粥，待熟时调入阿胶、白砂糖，再煮一二沸即成，每日一剂。

【功 用】

清热解毒，防癌抗癌。适用于声带息肉、鼻息肉、消化道息肉患者的术后保健等。

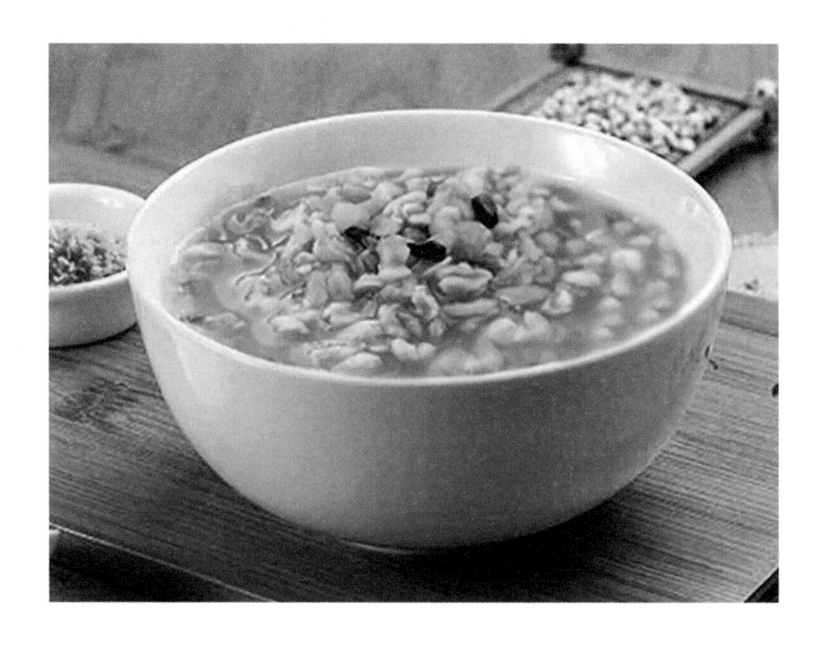

猪脑阿胶粥

【组 方】

猪脑 1 具，大米 100g，阿胶 10g，调味品适量。

【制 法】

将猪脑去筋膜，洗净备用。大米淘净，放入锅中，加清水适量煮粥，待熟时调入猪脑、阿胶、调味品，煮熟即成，每日一剂。

【功 用】

聪脑益智。适用于肝肾亏虚所致的眼目干涩，记忆下降，失眠多梦及老年性痴呆、脑萎缩等。

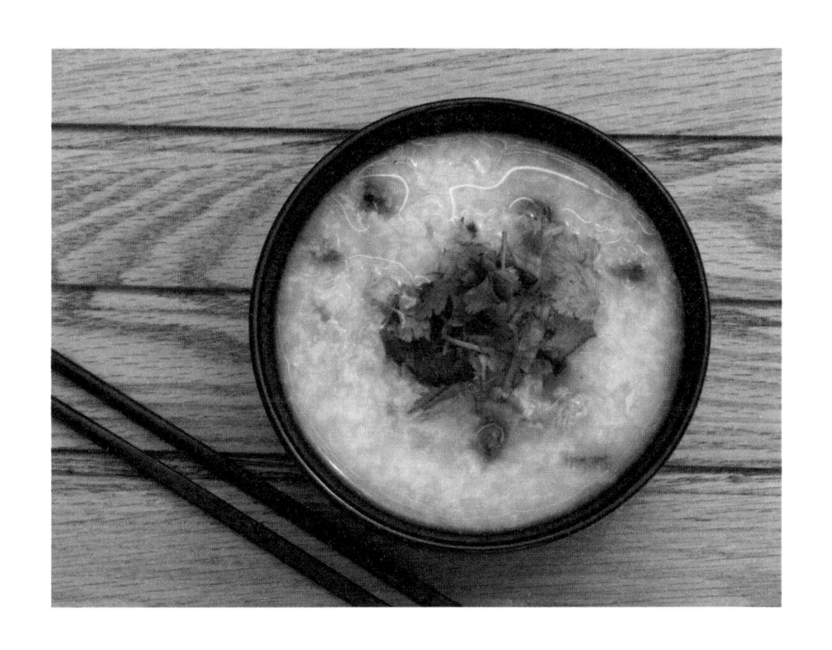

蛋黄阿胶粥

【组 方】

鸡蛋 1 个，大米 100g，阿胶 10g，调味品适量。

【制 法】

将鸡蛋煮粥，去壳取黄，搅匀备用；大米淘净，放入锅中，加清水适量煮粥，待熟时调入鸡蛋黄、阿胶及调味品，煮至粥熟即成，每日一剂。

【功 用】

明目益智。适用于肝肾亏虚所致的眼目干涩，记忆下降，失眠多梦等。

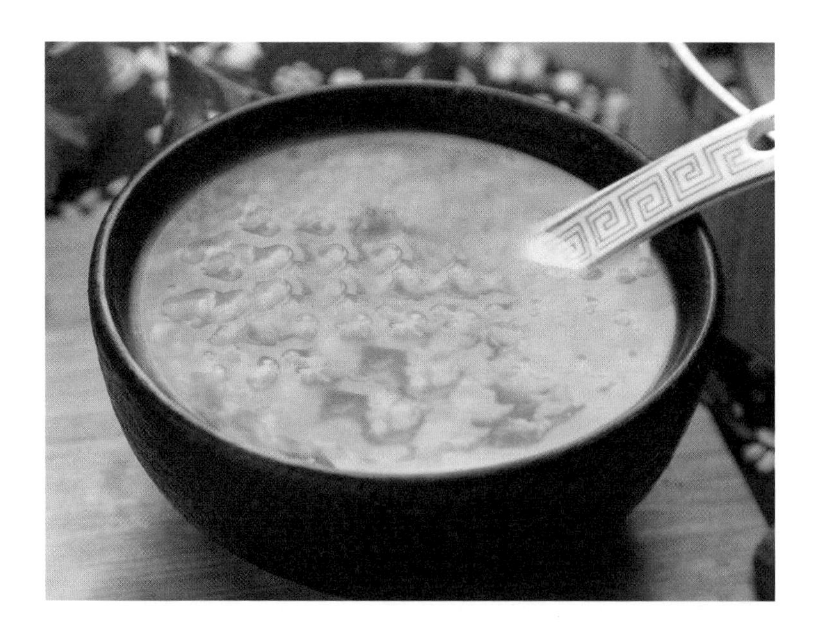

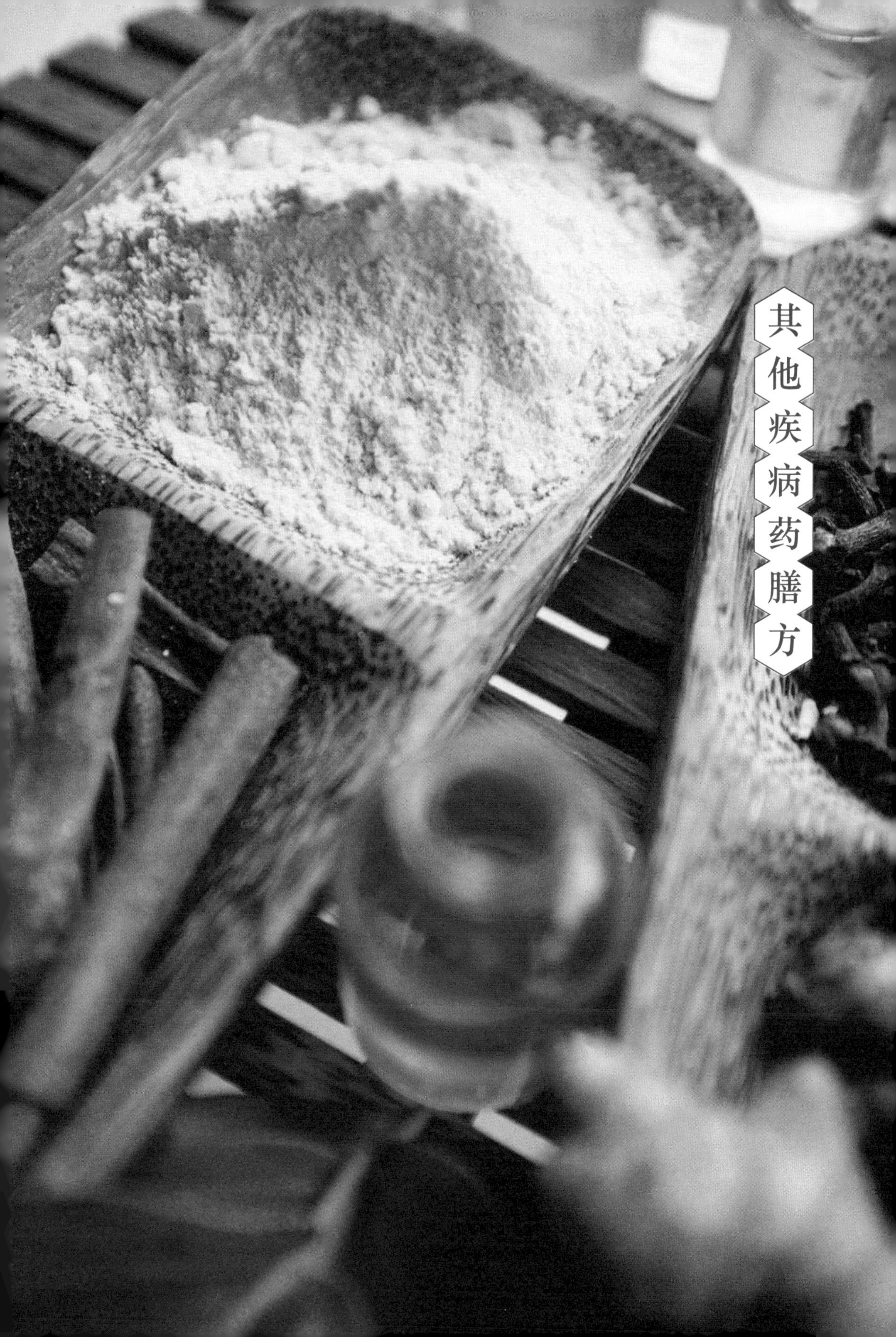

其他疾病药膳方

阿胶山药鱼肚汤

【组 方】

阿胶 10g，山药 150g，鱼肚 50g，调味品适量。

【制 法】

将山药去皮洗净，切块。鱼肚发开、洗净、切片，与山药同置锅中，加清水适量及葱、姜、椒、蒜，炖至烂熟后，调入阿胶、食盐、味精等，再煮一二沸服食，每日一剂。

【功 用】

补气润肺。适用于肺结核。

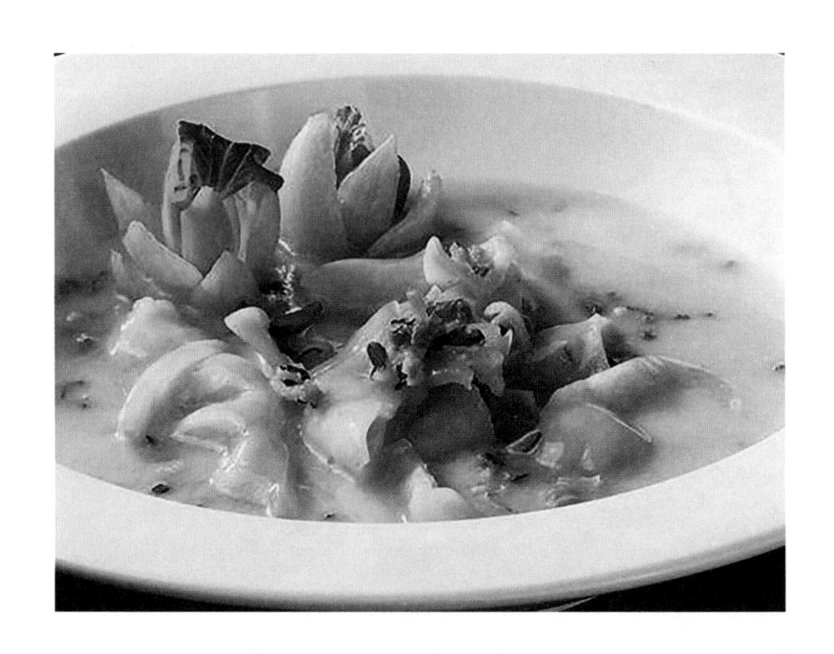

阿胶银耳汤

【组 方】

阿胶、银耳、白糖各适量。

【制 法】

将银耳泡发、洗净，与阿胶、白糖同放入锅中，加清水适量，文火煮沸，煮至汤浓时饮服，每日一剂。

【功 用】

滋阴润肺，止咳化痰。适用于肺结核咳嗽日久，干咳少痰，时或胸痛，大便秘结等。

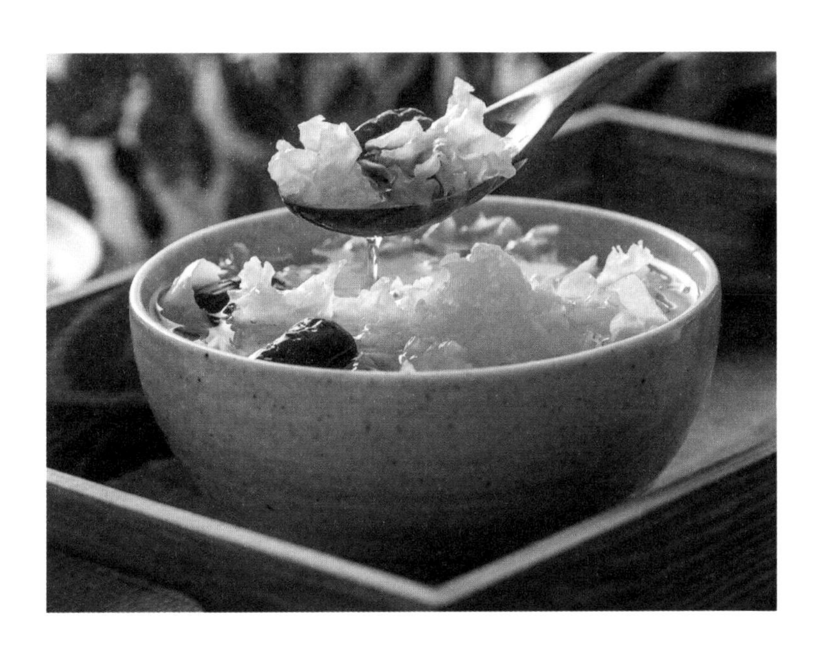

阿胶赤小豆汤

【组 方】

阿胶 5g，赤小豆 30g，大米 30g，白糖适量。

【制 法】

将赤小豆、大米择净，赤小豆研细，同放锅中，加清水适量煮粥，待熟时调入阿胶、白糖，再煮一二沸即成，每日一剂。

【功 用】

健脾利湿，解毒消肿。适用于肝硬化血浆蛋白低下，贫血等。

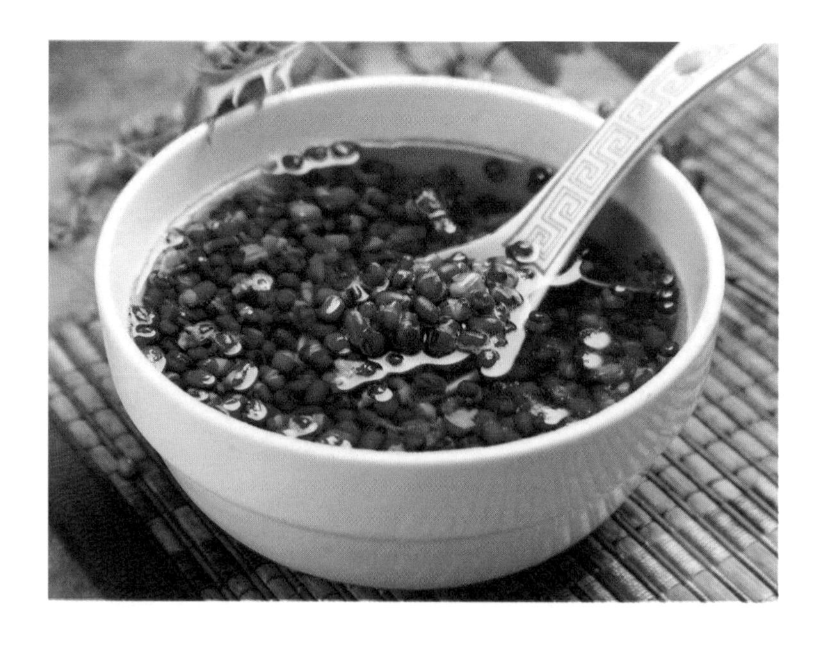

鹅血豆腐

【组 方】

鲜鹅血 200mL，豆腐 50g，蒜苗 30g，阿胶 10g，调味品适量。

【制 法】

将植物油放入锅中烧热，放蒜苗炝锅，而后放入鹅血、豆腐块略炒，加肉汤适量煮沸，放阿胶、料酒、味精、食盐等，再煮一二沸即成，每日一剂。

【功 用】

益气养血，防癌抗癌。适用于各种癌症的食疗食养。

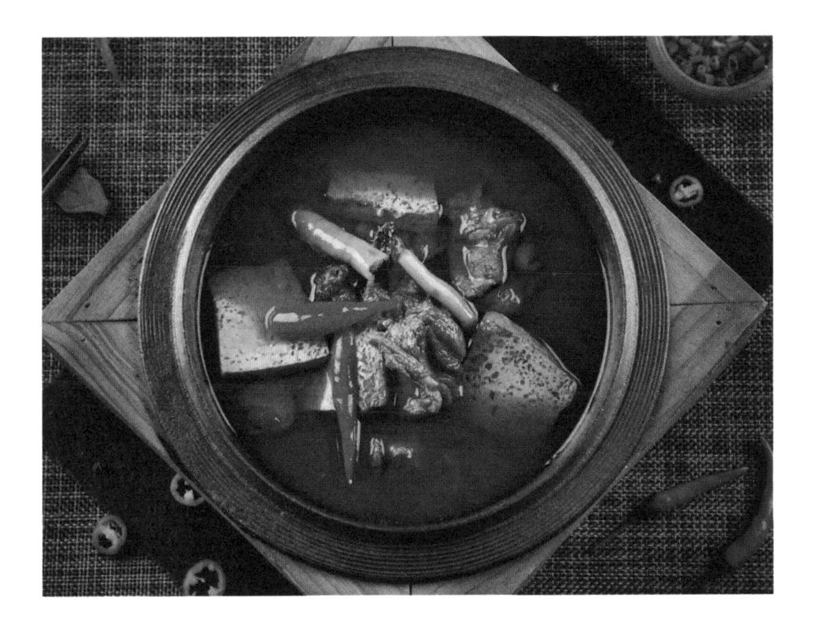

蜂蜡鸡蛋

【组 方】

新鲜鸡蛋5个，阿胶珠粉10g，蜂蜡30g。

【制 法】

蜂蜡熔化，打入鸡蛋，加入阿胶珠粉，搅匀。每日一剂，分两次食用。

【功 用】

活血软坚。适用于慢性白血病的辅助治疗。

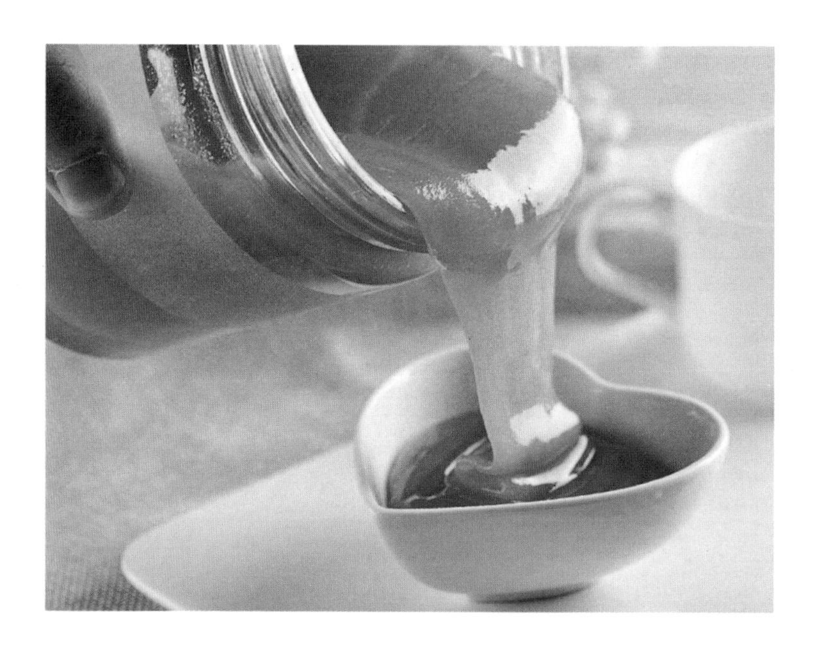

马齿苋阿胶汤

【组 方】

马齿苋 60g，阿胶 10g。

【制 法】

将马齿苋洗净，水煎取汁，阿胶烊化兑入。1 日分 2 ～ 3 次饮服。

【功 用】

清热解毒，滋养补虚。适用于急、慢性白血病伴有肠道感染、低热贫血者的辅助治疗。亦可加入淡菜，效果更佳。

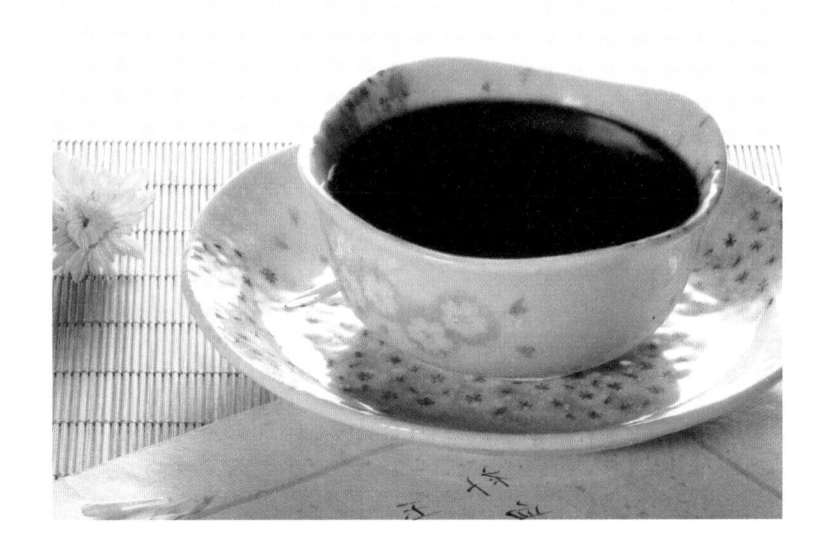

阿胶龟甲淡菜汤

【组 方】

新鲜鸡子黄（生用）1 枚，东阿阿胶 6 ～ 10g，龟甲 18g，淡菜 9g，薏苡仁 15g，枸杞子 6g。

【制 法】

将龟甲、淡菜加入 600mL 清水中，煮沸，改文火煮至 300mL。加入薏苡仁、枸杞子煮至熟透。入阿胶烊化，拌入鸡子黄，出锅即可食用。每日一次顿服。

【功 用】

滋补肝肾。辅助治疗白血病，临床表现为低热、头晕目眩、耳鸣、腰酸乏力、五心烦热、口干、齿龈出血、盗汗、舌红少苔、脉细数；亦可用于肾阴亏虚、肝阳上亢型妇女更年期综合征，症见头晕耳鸣、心悸潮热、心烦口干、多梦少寐、手足心热、舌质红、脉细数。

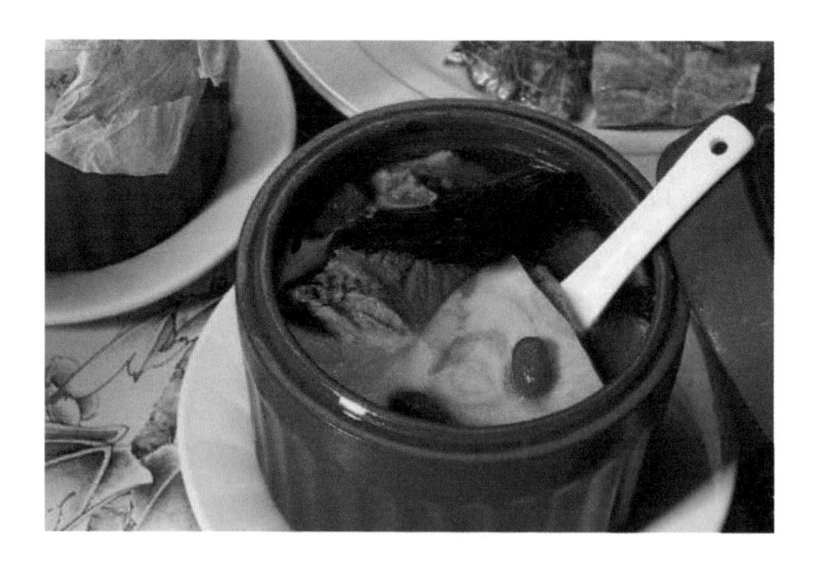

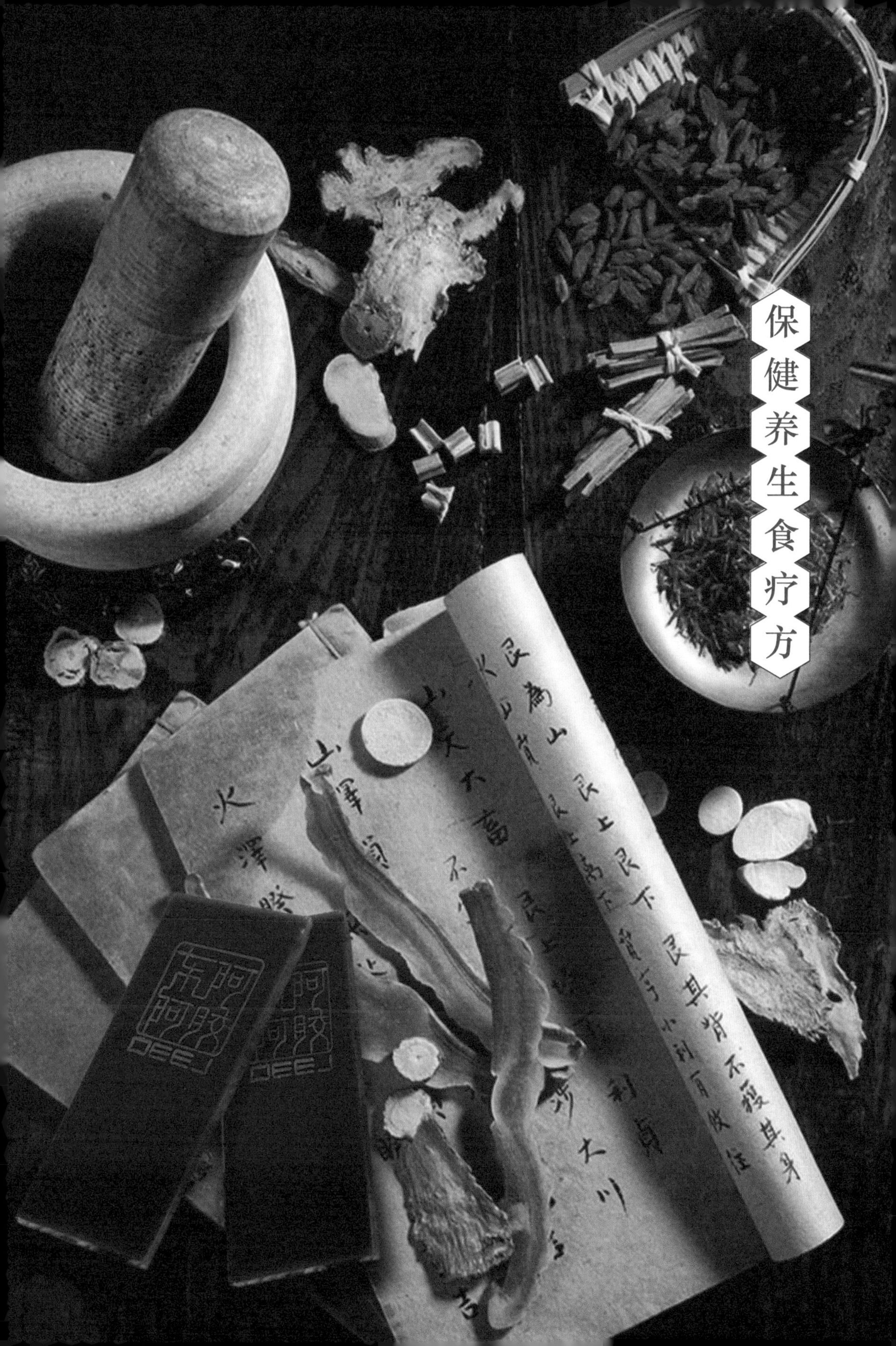
保健养生食疗方

阿胶排骨

【组 方】

阿胶 30g，排骨（供 2 ～ 3 人量），陈皮、白芷适量。

【制 法】

阿胶打碎备用，排骨入锅加水适量，加入适量陈皮、白芷等调味品，常法炖熟即可。

【功 用】

常服可强身健体。

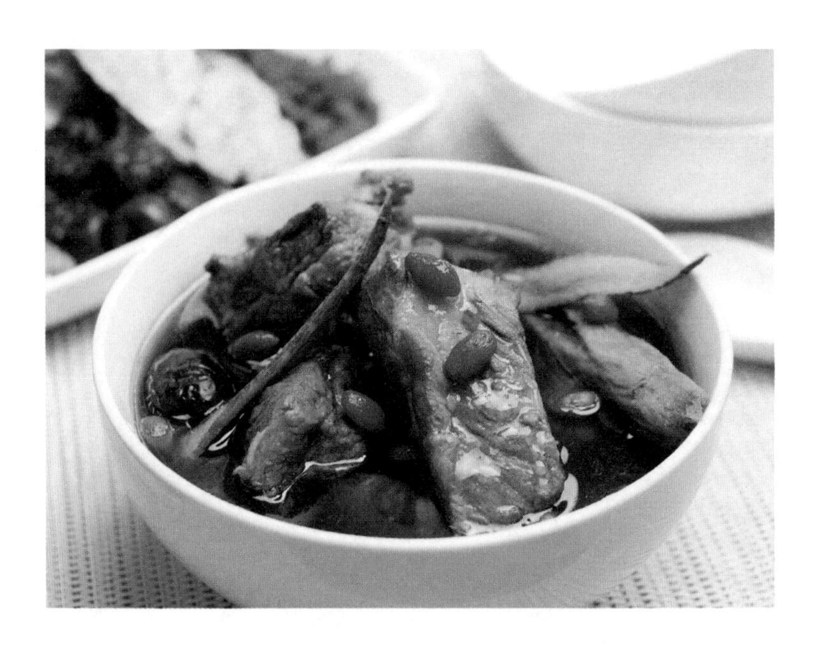

胶蜜汤

【组 方】

炒阿胶 6g，连根葱白 3 根，蜂蜜 2 匙。

【制 法】

先用水煎煮葱白，去葱取汁，加入阿胶和蜂蜜，待溶化即成，饭前服下。

【功 用】

用于治疗老年体质虚弱、气血不足诸证，有养血生津、润肠通便及延缓衰老之效。

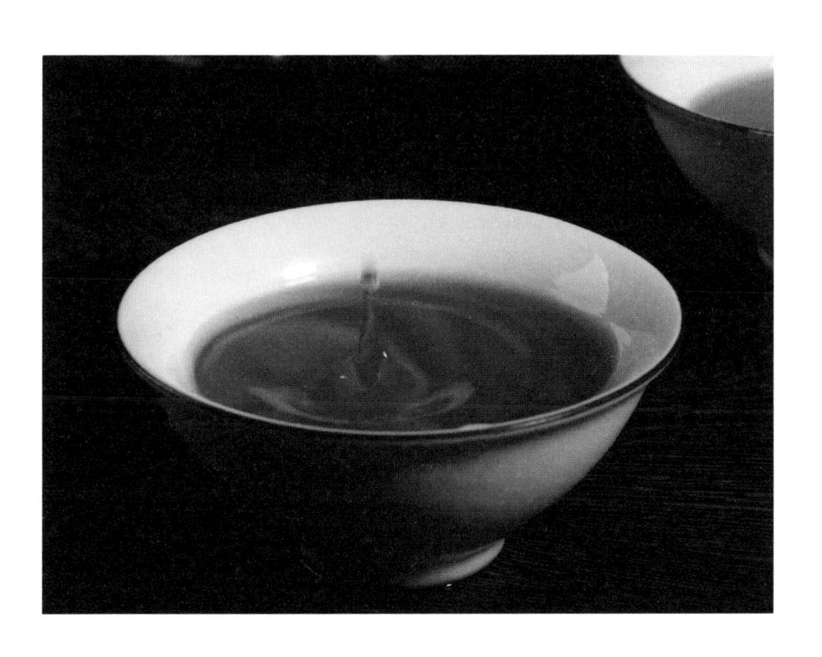

阿胶红茶

【组 方】

阿胶 6g，红茶 3g。

【制 法】

沸水冲泡，待阿胶溶化，趁温饮之。

【功 用】

具有补虚滋阴、振奋精神之功效。适用于血虚头晕、面色萎黄、血虚体质者。

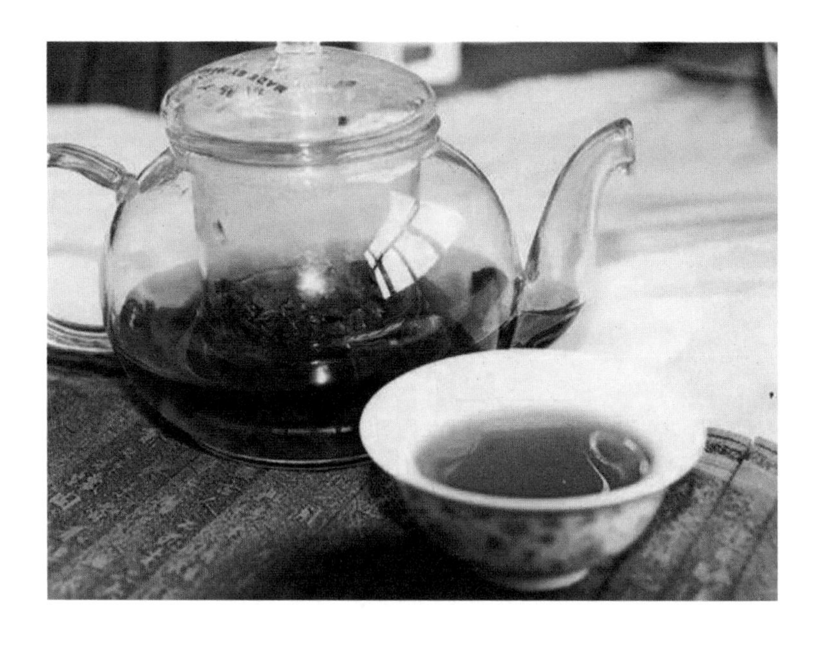

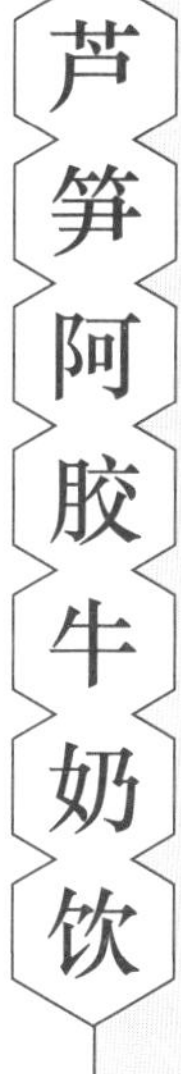

【组 方】

绿芦笋汁 100mL，阿胶 15g，鲜牛奶 200mL。

【制 法】

①先取新鲜绿芦笋适量，削去表皮，用冷开水洗净、切碎，榨取鲜汁，取 100mL 备用。②阿胶打成细粉，放入砂锅，加入适量清水，用小火炖煮。③兑入煮沸的牛奶，离火。再加入绿芦笋汁，拌和均匀即成。

【功 用】

有养颜美容、润肠通便之效。

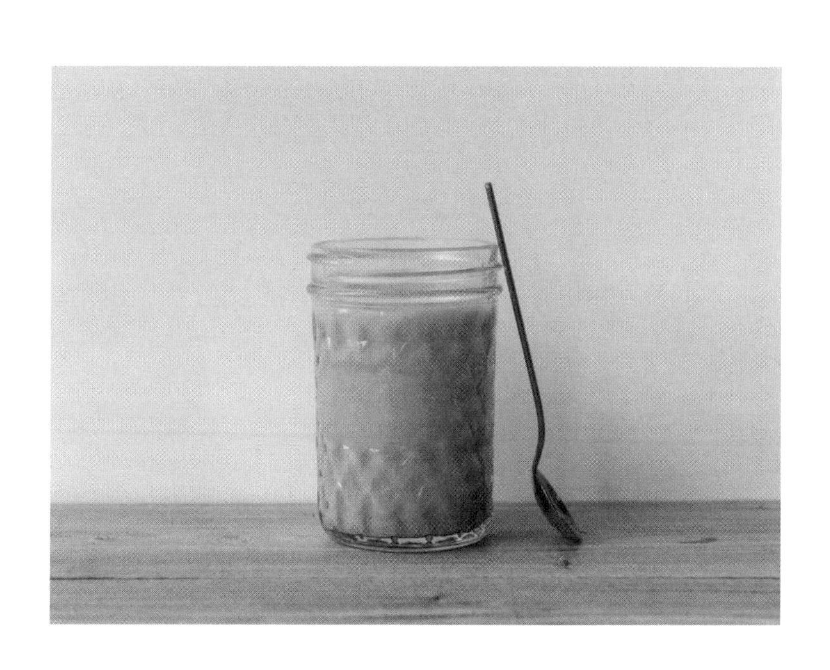

润肺阿胶汤

【组 方】

阿胶 30g，冰糖、银耳、梨各适量。

【制 法】

将阿胶一块打碎，加冰糖、银耳、梨各适量，用水煎煮，连续顿服。

【功 用】

清燥润肺，止咳。适用于秋冬季咳嗽缠绵不愈者。

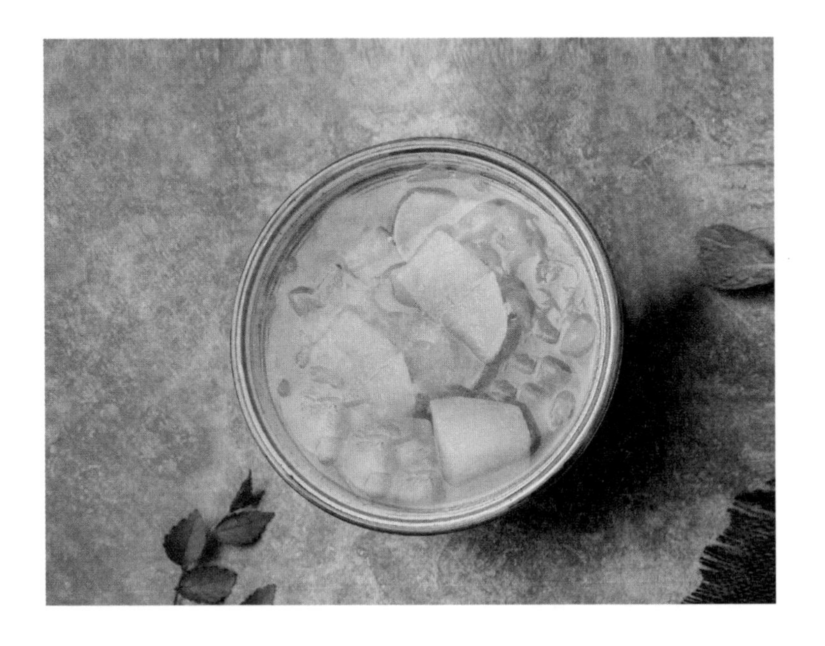

阿胶粥

【组 方】

糯米或粟米 100g，阿胶 15 ～ 30g，冰糖 50g。

【制 法】

取糯米或粟米 100g，阿胶 15 ～ 30g 打碎，冰糖 50g，煮粥。阿胶在加入前先用开水烊化，加入粥内搅匀，开水一滚即可。空腹食，每日一次，半个月为一个疗程。

【功 用】

健脾补血养肝。用于病后体虚调补，且该方对支气管扩张之咯血有良效。

使用此方有以下两个要点：①根据个人的喜好口味不同，可将阿胶与糯米一起煮，做成阿胶粥来吃。有利于养血止血，滋阴润肺，孕妇食用还可保胎安胎。②可加入与阿胶等量的黄芪，并将冰糖改为红糖，加糯米熬粥。适用女性气血亏虚，症状表现为气色不佳，气短不爱说话，疲倦乏力，容易出汗。根据亏虚情况可适当加大黄芪用量，并加入大枣等补养生血之品。

特别说明：以上药膳仅作为疾病的辅助治疗和亚健康调理之用，不能完全替代药物。

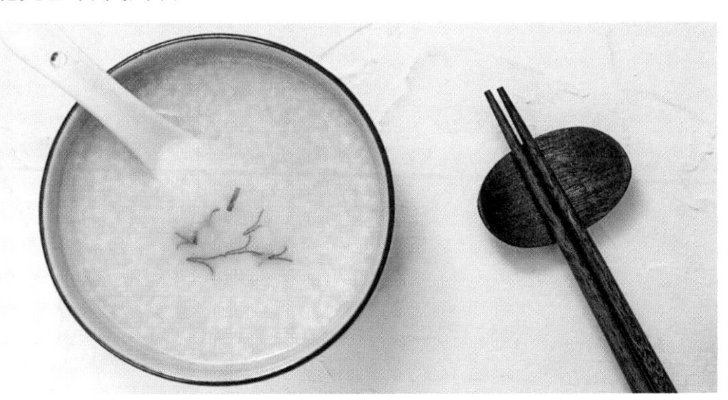

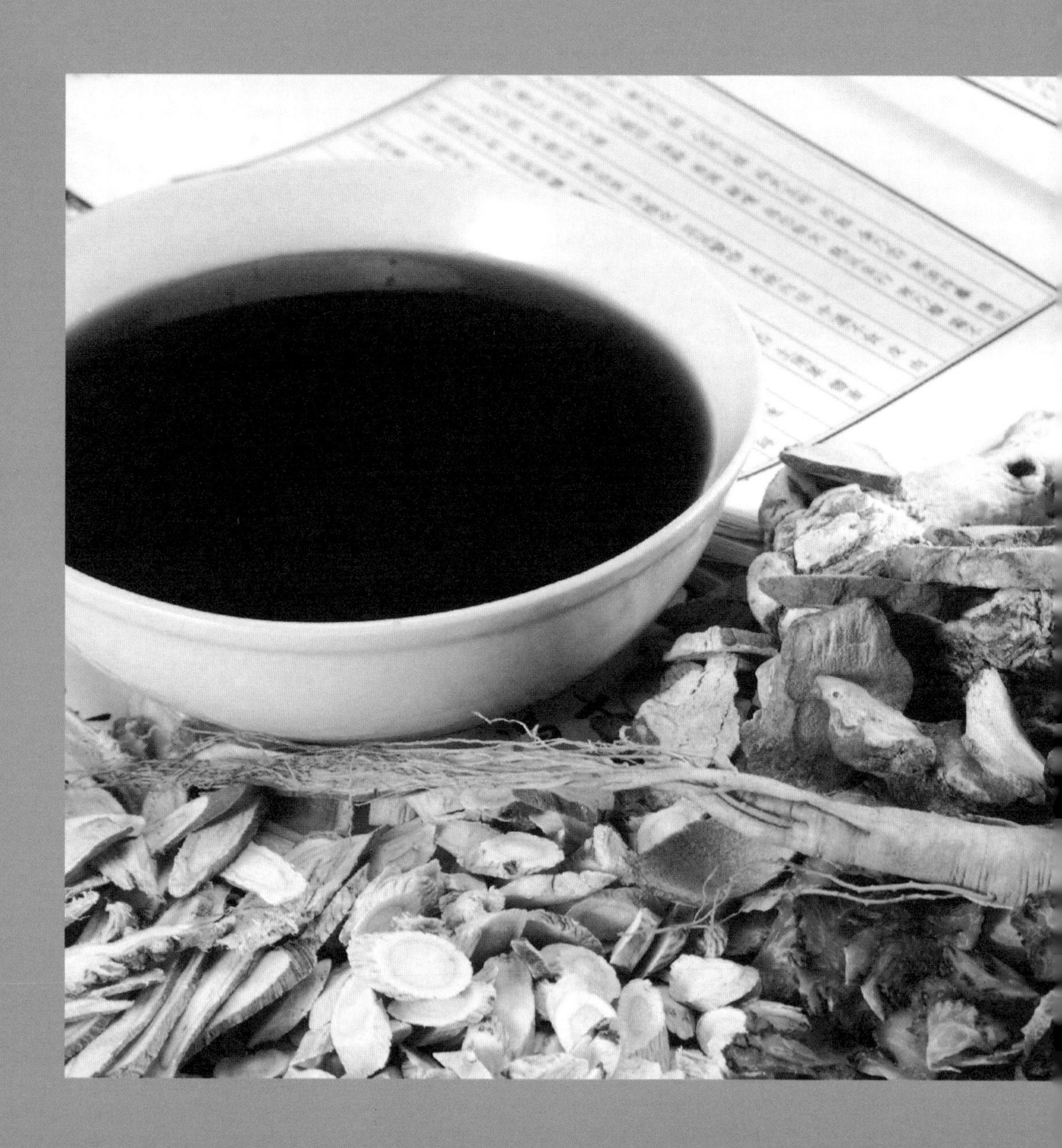

第四章
历代医籍中的阿胶

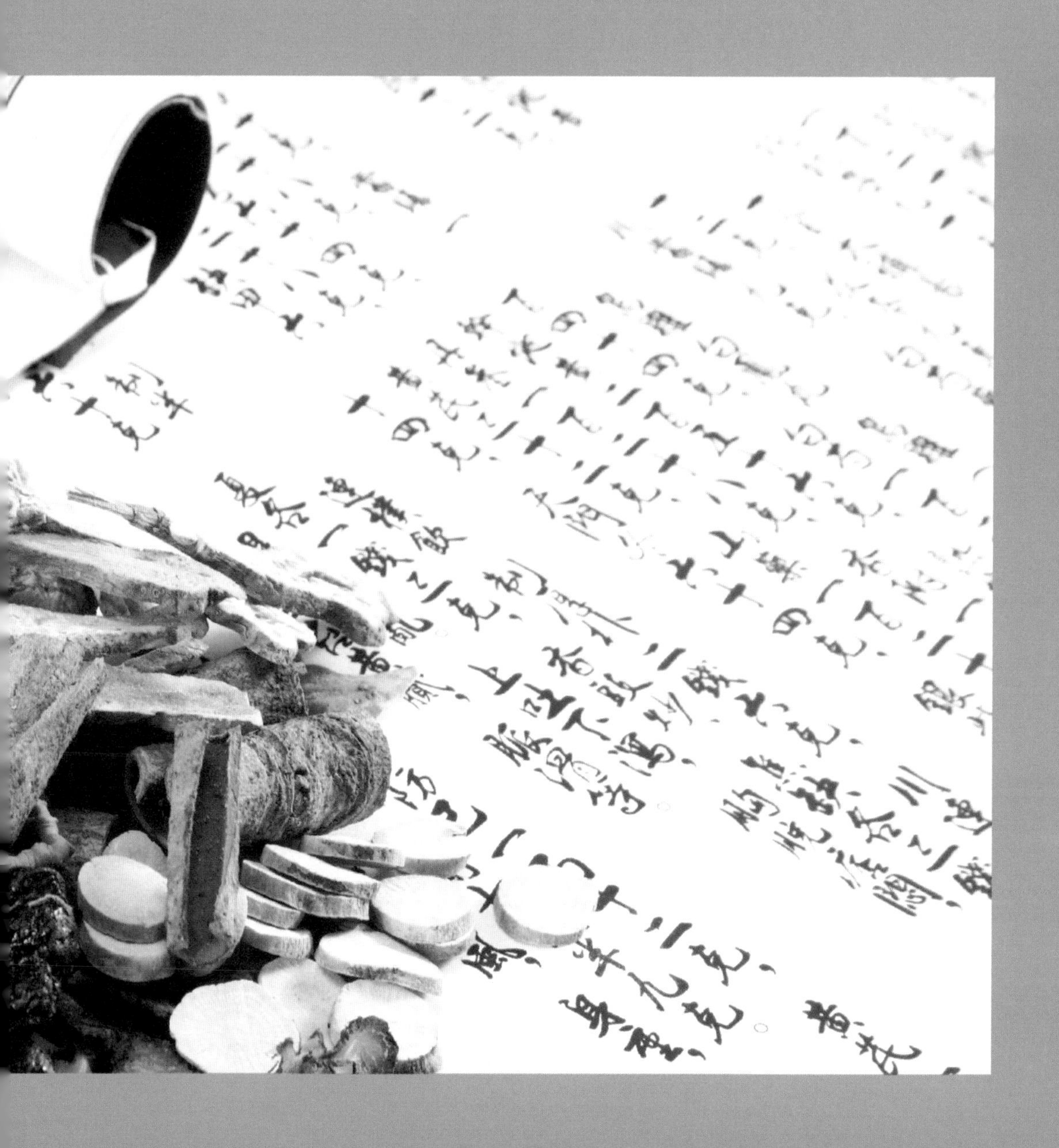

第一节
本草中记载的阿胶

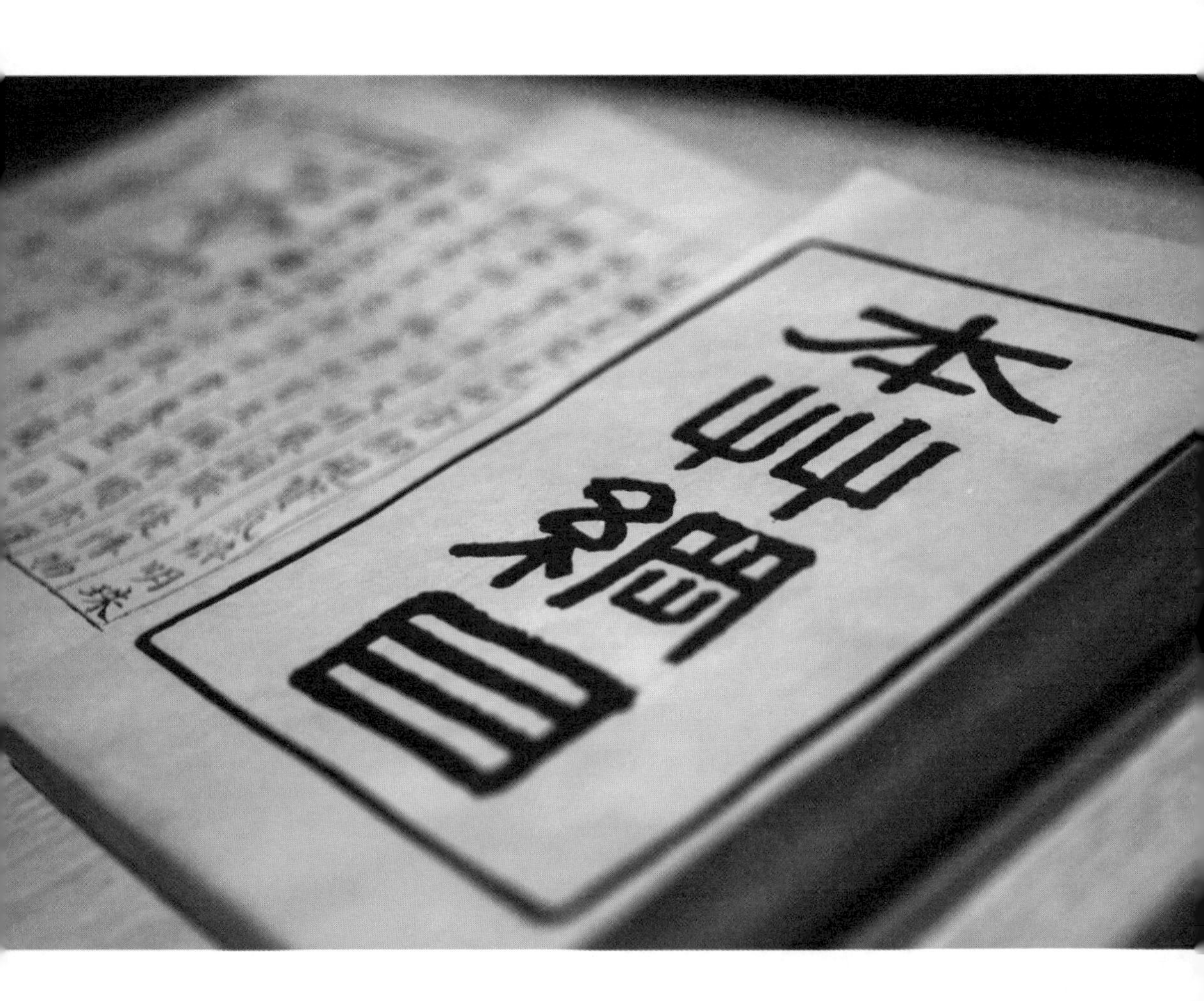

一、秦汉及魏晋南北朝时期对阿胶的认识

《神农本草经》

阿胶，列本经上经……，主养命以应天，无毒。多服、久服不伤人。欲轻身益气，不老延年者，本上经。

阿胶，味甘，平。主心腹内崩，劳极，洒洒如疟状，腰腹痛，四肢酸疼，女子下血，安胎。久服，轻身、益气，一名傅致胶。

阿胶，得火，良；畏 大黄。

出处：秦汉时期《神农本草经·卷一·上经》

《名医别录》

阿胶，微温，无毒。主丈夫少腹痛，虚劳羸瘦，阴气不足，脚酸不能久立，养肝气。生东平郡，煮牛皮作之。（出东阿。恶大黄，得火良。）

出处：梁·陶弘景《名医别录·上品·卷第一》

《本草经集注》

阿胶，味甘，平、微温，无毒。主治心腹内崩，劳极洒洒如疟状，腰腹痛，四肢酸疼，女子下血，安胎。丈夫少腹痛，虚劳羸瘦，阴气不足，脚酸不能久立，养肝气。久服轻身，益气。一名傅致胶。生东平郡，煮牛皮作之。（出东阿。恶大黄，得火良。）出东阿，故曰阿胶。今都下能作之，用皮亦有老少，胶则有清浊。凡三种：清薄者，书画用；厚而清者，名为盆覆胶，作药用之，用之皆火炙，丸散须极燥，入汤微炙尔；浊黑者，可胶物用，不入药也。用一片鹿角即成胶，不尔不成也。

出处：梁·陶弘景《本草经集注·虫兽三品·上品》

二、唐宋时期对阿胶的认识

《新修本草》

阿胶，味甘，平、微温，无毒。主心腹内崩，劳极洒洒如疟状，腰腹痛，四肢酸疼，女子下血，安胎。丈夫少腹痛，虚劳羸瘦，阴气不足，脚酸不能久立，养肝气。久服轻身益气。一名傅致胶。生东平郡，煮牛皮作之。出东阿。

恶大黄，得火良。出东阿，故名阿胶。今都下能作之，用皮亦有老少，胶则有清浊。凡三种：清薄者，书画用；厚而清者，名为盆覆胶，作药用之，用之皆火炙，丸散须极燥，入汤微炙尔；浊黑者，可胶物用，不入药也。用一片鹿角即成胶，不尔不成也。

出处：唐·苏敬《新修本草·卷第十五·兽上》

《本草图经》

阿胶，出东平郡，煮牛皮作之，出东阿，故名阿胶。今郓州皆能作之，以阿县城北井水作煮为真。造之，用阿井水煎乌驴皮，如常煎胶法。其井官禁，真胶极难得，都下货者甚多，恐非真。寻方书所说：所以胜诸胶者，大抵以驴皮得阿井水乃佳耳。《广济方》疗瘫缓风及诸风手脚不遂，腰脚无力者，驴皮胶炙令微起，先煮葱豉粥一升，别贮，又以水一升，煮香豉二合，去滓，内胶，更煮六七沸，胶烊如饧，顿服之。及暖，吃前葱豉粥任意多少；如冷吃，令人呕逆。顿服三四剂即止。禁如药法。又胶之止泄，得蜡、黄连尤佳。《续传信方》著张仲景调气方云：治赤白痢，无问远近，小腹痛不可忍，出入无常，下重痛闷，每发面青，手足俱变者。黄连一两去毛，好胶手许大，碎蜡如弹子大，三味以水一大升，先煎胶令散，次下蜡，又煎令散，即下黄连末，搅相和，分为三服，惟须热吃，冷即难吃，神妙。

此胶功用，皆谓今之阿胶也。故陈藏器云：诸胶皆能疗风，止泄，补虚，而驴皮胶主风为最。又今时方家用黄明胶，多是牛皮。《本经》阿胶亦用牛皮，是二皮亦通用。然今牛皮胶制作不甚精，但以胶物者，不堪药用之。当以鹿角所煎者，而鹿角胶，《本经》自谓之白胶，云出云中。今处处皆得其法，可以作之。但功倍劳于牛胶，故鲜有真者，非自制造，恐多伪耳。

出处：宋·苏颂等《本草图经·禽部卷第十三》

《证类本草》

陈藏器本草云：阿井水煎成胶，人间用者多非真也。凡胶，俱能疗风止泄补虚，驴皮胶主风为最。臣禹锡等谨按药性论云：阿胶，君。主坚筋骨，益气止痢。薯蓣为之使。

雷公云：凡使，先于猪脂内浸一宿，至明出，于柳木火上炙，待泡了，细碾用。圣惠方：治妊娠尿血。用阿胶炒令黄燥为散，每食前以粥饮调下二钱匕。梅师方：妊娠无故卒下血不止。取阿胶三两炙捣末，酒一升半，煎令消，一服愈。又一方：以阿胶二两捣末，生地黄半斤捣取汁，以清酒三升，绞汁，分三服。杨氏产乳疗妊娠血痢。阿胶二两，以酒一升半，煮取一升，顿服。宋王微桃饴赞云：阿胶续气。

出处：宋·唐慎微《证类本草·卷第十六》

皮，复患疟人良。又，和毛煎，令作胶，治一切风毒，骨节痛呻吟不止者，消和酒服良。

皮，煎胶食，治一切风并鼻洪，吐血，肠风血痢及崩中带下。

出处：宋·唐慎微《证类本草·卷第十八》

三、元明清时期对阿胶的认识

《汤液本草》

阿胶，气微温，味甘平。无毒。甘，平。味薄，气升阳也。入手太阴经、足少阴经、厥阴经。

《象》云：主心腹痛内崩。补虚安胎，坚筋骨，和血脉，益气止痢。炮用。

《心》云：补肺金气不足。除不足，甘温补血。出东阿，得火良。

《本草》云：主心腹内崩，劳极，洒洒如疟状。腰腹痛，四肢酸痛，女子下血，安胎，丈夫小腹痛。虚劳羸瘦。阴气不足，脚痛，不能久立。养肝气，益肺气。肺虚极损。咳嗽，唾脓血，非阿胶不补。仲景猪苓汤，用阿胶，滑以利水道。《活人书》四物汤加减例，妊娠下血者，加阿胶。

出处：元・王好古《汤液本草・卷之六・兽部》

《本草发挥》

阿胶，成聊摄云：阴不足者以甘补之，阿胶之甘以补血。洁古云：性平味淡，气味俱薄，浮而升，阳也。能补肺气不足。甘温，以补血不足。慢火炮脆，搓细用。东垣云：喘者用阿胶。海藏云：入手太阴、足少阴、足厥阴。补虚损极，咳唾脓血，非阿胶不能补。仲景猪苓汤用阿胶，滑以利水道。

《活人》四物汤加减例，妊娠下血者加阿胶。

出处：明・徐彦纯《本草发挥・卷三・兽部》

《本草品汇精要》

地〔图经曰〕出东平郡之东阿，故名阿胶也。其法以阿县城北井水煮乌驴皮成之，其井官禁，民间真者最为难得。今之市者形色制作颇精，入药未闻其效，盖不得此井水故耳。大抵驴皮得阿井水煎者乃佳也，其余但可胶物不堪药用。

时 无时

收 阴干

用 明净者佳

色 黑绿

味 甘

性 平微温

气 气厚味薄阳也

臭 腥

主 益肺安胎

行 手太阴经足少阴经厥阴经

助 山药为之使得火良

反 畏大黄

制〔雷公云〕凡使先于猪脂内浸一宿，至明出，于柳木火上炙，待泡了细研用，今以锉如麻豆大，与蛤粉同入锅内，炒令成珠方入药用。

治〔疗〕〔药性论云〕止痢。〔陈藏器云〕治风为最，诸胶祛风止泄。〔补〕〔药性论云〕坚筋骨益气。〔陈藏器云〕补虚。〔汤液本草云〕和血脉，补肺金不足。

合治 炒令黄燥为散，每食前以粥饮调下二钱匕，疗妊娠尿血。 以三两炒，捣末和酒一钟半煎令消化，疗妊娠无故卒下血不止，一服即愈。以二两合酒一钟半，煮取一钟顿服，疗妊娠血痢。

出处：明・刘文泰等《本草品汇精要・卷之二十三・兽部上品・毛虫》

《本草约言》

阿胶，味甘、辛，气微温，无毒，阳也，可升可降，入手太阴、足少阴、厥阴经。和血脉，益肝之损；定喘促，补肺之虚。止胎漏，安胎最妙；除腹痛，治痢尤宜。

阿胶能补肺气，养肝血补虚，故止血安胎，止嗽止痢，治瘘等剂皆用之。其嗽、痢、血证，惟久而虚者宜之。若邪盛而初发者，皆不可用，恐强闭其邪，致生他证也。《发明》云：阿胶养肝益肺，兼滋肾水，故水弱火盛，金虚之候，用之为当。

出处：明·薛立斋《本草约言·卷之二·禽兽部·阿胶》

《本草蒙筌》

阿胶，味甘、辛，气平，微温。味薄气厚，升也，阳也。无毒。汲东阿井水，（东阿县属山东兖州府，井在城北。）用纯黑驴皮。（诸胶多系牛皮熬成，惟此用驴皮耳。）鹿角一片后加，文火渐进熬就。设官监禁，最难得真。凡觅拯疴，不可不试。真者质脆（音翠）易断，明澈如水；假者质软难敲，枯黯似墨。制之宜锉薄片，蛤粉和炒成珠。入剂不煎，研末调化。（药煎熟时，倾净渣滓，将末投内，自然烊化。）使山药，畏大黄。入太阴肺经，及肝肾二脏。风淫木旺，遍疼延肢体能驱；火盛金虚，久咳唾脓血即补。养血止吐衄崩带，益气扶羸瘦劳伤。利便闭，调猪苓汤吞；禁胎漏，加四物汤服。定喘促，同款冬紫菀；止泻痢，和蜜蜡黄连。安胎养肝，坚骨滋肾。

（谟）按：煎胶用皮，取其发散皮肤外也。匪特此胶为然，诸胶牛皮熬煮，亦皆能之，仍择乌色。如用乌鸡子、乌蛇之类，物虽治风，然更取其乌黑属水，盖以制其热则生风之义。东阿井水，乃系济水所注。性急下趋，清而且重。用之煎煮，搅浊澄清。服之者，能去浊污，以及逆上痰也。

出处：明·陈嘉谟《本草蒙筌·卷之九·兽部》

《本草纲目》

阿胶（《本经》上品）

【释名】傅致胶（《本经》）。弘景曰：出东阿，故名阿胶。时珍曰：阿井，在今山东·兖州府·阳谷县东北六十里，即古之东阿县也。有官舍禁之。郦道元《水经注》云：东阿有井大如轮，深六七丈，岁常煮胶以贡天府者，即此也。其井乃济水所注，取井水煮胶，用搅浊水则清。故人服之，下膈疏痰止吐。盖济水清而重，其性趋下，故治淤浊及逆上之痰也。

【集解】《别录》曰：阿胶出东平郡·东阿县，煮牛皮作之。弘景曰：今东都亦能作之。用皮有老少，胶有清浊。熬时须用一片鹿角即成胶，不尔不成也。胶有三种：清而薄者画家用；清而厚者名覆盆胶，入药用；浊而黑者不入药，但可胶物尔。颂曰：今郓州亦能作之，以阿县城北井水作煮者为真。其井官禁，真胶极难得，货者多伪。其胶以乌驴皮得阿井水煎成乃佳尔。今时方家用黄明胶，多是牛皮；《本经》阿胶，亦用牛皮，是二皮可通用。但今牛皮胶制作不甚精，只可胶物，故不堪入药也。陈藏器言诸胶皆能疗风止泄补虚，而驴皮胶主风为最，此阿胶所以胜诸胶也。时珍曰：凡造诸胶，自十月至二三月间，用𤛓牛、水牛、驴皮者为上，猪、马、骡、驼皮者次之，其旧皮、鞋、履等物者为下。俱取生皮，水浸四五日，洗刮极净。熬煮，时时搅之，恒添水。至烂，滤汁再熬成胶，倾盆内待凝，近盆底者名坌胶，煎胶水以咸苦者为妙。大抵古方所用多是牛皮，后世乃贵驴皮。若伪者皆杂以马皮、旧革、鞍、靴之类，其气浊臭，不堪入药。当以黄透如琥珀色，或光黑如瑿漆者为真。真者不作皮臭，夏月亦不湿软。

【修治】弘景曰：凡用皆火炙之。敩曰：凡用，先以猪脂浸一夜，取出，柳木火上炙燥研用。时珍曰：今方法或炒成珠，或以面炒，或以酥炙，或以蛤粉炒，或以草灰炒，或酒化成膏，或水化膏，当各从本方。

【气味】甘，平，无毒。《别录》曰：微温。张元素曰：性平味淡，气味俱薄，浮而升，阳也。入手太阴、足少阴、厥阴经。得火良。薯蓣为之使。畏大黄。

【主治】心腹内崩，劳极洒洒（音蘚）。如疟状，腰腹痛，四肢酸痛，女子下血，安胎。久服，轻身益气（《本经》）。丈夫小腹痛，虚劳羸瘦，阴气不足，脚酸不能久立，养肝气（《别录》）。坚筋骨，益气止痢（《药性》，颂曰：止泄痢，得黄连、蜡尤佳）。疗吐血衄血，血淋尿血，肠风下痢。女人血痛血枯，经水不调，无子，崩中带下，胎前产后诸疾。男女一切风病，骨节疼痛，水气浮肿，虚劳咳嗽喘急，肺痿唾脓血，及痈疽肿毒。和血滋阴，除风润燥，化痰清肺，利小便，调大肠，圣药也（时珍）。

【发明】藏器曰：诸胶皆主风、止泄、补虚，而驴皮主风为最。宗奭曰：驴皮煎胶，取其发散皮肤之外也。用乌者，取乌色属水，以制热则生风之义，如乌蛇、乌鸦、乌鸡之类皆然。时珍曰：阿胶大要只是补血与液，故能清肺益阴而治诸证。按陈自明云：补虚用牛皮胶，去风用驴皮胶。成无己云：阴不足者补之以味，阿胶之甘以补阴血。杨士瀛云：凡治喘嗽，不论肺虚肺实，可下可温，须用阿胶以安肺润肺。其性和平，为肺经要药。小儿惊风后瞳仁不正者，以阿胶倍人参煎服最良。阿胶育神，人参益气也。又痢疾多因伤暑伏热而成，阿胶乃大肠之要药。有热毒留滞者，则能疏导；无热毒留滞者，则能平安。数说足以发明阿胶之蕴矣。

【附方】旧五，新十四。

瘫缓偏风：治瘫缓风及诸风，手脚不遂，腰脚无力者。驴皮胶微炙熟。先煮葱豉粥一升，别贮。又以水一升，煮香豉二合，去滓入胶，更煮七沸，胶烊如饧，顿服之。及暖，吃葱豉粥。如此三四剂即止。若冷吃粥，令人呕逆。

肺风喘促：涎潮眼窜。用透明阿胶切炒，以紫苏、乌梅肉（焙研）等分，水煎服之。

老人虚秘：阿胶（炒）二钱，葱白三根。水煎化，入蜜二匙，温服。

胞转淋閟：阿胶三两，水二升，煮七合，温服。

赤白痢疾：黄连阿胶丸，治肠胃气虚，冷热不调，下痢赤白，里急后重，腹痛口渴，小便不利。用阿胶（炒过，水化成膏）一两，黄连三两，茯苓二两。为末，捣丸梧子大。每服五十丸，粟米汤下，日三。

吐血不止：用阿胶（炒）二两，蒲黄六合，生地黄三升，水五升，煮三升，分三服。治大人、小儿吐血。用阿胶（炒）、蛤粉各一两，辰砂少许。为末。

藕节捣汁，入蜜调服。

肺损呕血并开胃：用阿胶（炒）三钱，木香一钱，糯米一合半，为末。每服一钱，百沸汤点服，日一。

大衄不止：口耳俱出。用阿胶（炙）半两，蒲黄一两。每服二钱，水一盏，入生地黄汁一合，煎至六分，温服。急以帛系两乳。

月水不调：阿胶一钱，蛤粉炒成珠，研末，热酒服即安。一方入辰砂末半钱。月水不止：阿胶炒焦为末，酒服二钱。

妊娠尿血：阿胶炒黄为末，食前粥饮下二钱。

妊娠血痢：阿胶二两，酒一升半，煮一升，顿服。

妊娠下血不止：阿胶三两炙为末，酒一升半煎化，一服即愈。又方：用阿胶末二两，生地黄半斤捣汁，入清酒三升，绞汁分三服。

妊娠胎动：用阿胶（炙研）二两，香豉一升，葱一升，水三升，煮二物取一升，入胶化服。胶艾汤：用阿胶（炒）二两，熟艾叶二两，葱白一升。水四升，煮一升半，分温两服。

产后虚閟：阿胶（炒）、枳壳（炒）各一两，滑石二钱半。为末，蜜丸梧桐子大。每服五十丸，温水下。未通，再服。

久嗽经年：阿胶（炒）、人参各二两，为末。每用三钱，豉汤一盏，葱白少许，煎服，日三次。

出处：明·李时珍《本草纲目· 兽部·第五十卷》

《药鉴》

阿胶，气微温，味甘平，无毒，降也，阳也。能保肺气，养肝血，补虚羸，故止血安胎，止嗽止痢，治痰治痿，皆效。惟久嗽久痢久痰，及虚劳失血之症者宜用。若初发邪胜者，不可骤用，恐强闭其邪，致生他证也。倘肺家要用，须用桑白皮同剂，以监制之，立效。何者？盖阿胶敛肺之药，桑白皮泻肺之药，以此监彼，但取阿胶之能，而泻阿胶之敛故耳。若痢家要用，即多枳壳槟榔，无有不可，此又通变之妙用也。

出处：明·杜文燮《药鉴·新刻药鉴·卷之二》

《本草正》

阿胶，味甘、微辛，气平，微温。气味颇厚，阳中有阴。制用蛤粉炒珠。入肺、肝、肾三经。其气温，故能扶劳伤，益中气；其性降，故能化痰清肺，治肺痈、肺痿、咳唾脓血，止嗽定喘；其性养血，故能止吐血、衄血、便血、尿血、肠风下痢及妇人崩中、带浊、血淋、经脉不调；其味甘缓，故能安胎固漏，养血滋肾，实腠理，止虚汗，托补痈疽肿毒。用惟松脆气清者为佳，坚硬、臭劣者不美。

出处：明·张介宾《本草正·禽兽部》

《神农本草经疏》

阿胶……得火良，薯蓣为之使。畏大黄。凡用以蛤粉炒，或酒化成膏亦得。

疏：阿胶，旧云煮牛皮作之。藏器与苏颂皆云是乌驴皮，其说为的。其功专在于水。按阿井在山东兖州府东阿县，乃济水之伏者所注。其水清而重，其色正绿，其性趋下而纯阴，与众水大别。《本经》：味甘气平。《别录》：微温无毒。元素云：性平味淡。气味俱薄。可升可降，阳中阴也。入手太阴，足少阴、厥阴经。其主女子下血，腹内崩，劳极洒洒如疟状，腰腹痛，四肢酸疼，胎不安，及丈夫少腹痛，虚劳羸瘦，阴气不足，脚酸不能久立等证，皆由于精血虚，肝肾不足，法当补肝益血。经曰：精不足者，补之以味。味者，阴也。补精以阴，求其属也。此药得水气之阴，具补阴之味，俾入二经而得所养，故能疗如上诸证也。血虚则肝无以养，益阴补血，故能养肝气。入肺肾补不足，故又能益气，以肺主气，肾纳气也。气血两足，所以能轻身也。今世以之疗吐血、衄血、血淋、尿血、肠风下血、血痢、女子血气痛、血枯、崩中、带下、胎前产后诸疾，及虚劳咳嗽，肺痿，肺痈脓血杂出等证神效者，皆取其入肺入肾，益阴滋水，补血清热之功也。

【主治参互】

同天麦门冬、栝楼根、白药子、五味子、桑白皮、剪草、生地黄、枸杞子、百部、苏子、白芍药，治肺肾俱虚，咳嗽吐血。

同杜仲、枸杞子、白芍药、山药、麦门冬、地黄、黄芪、人参、青蒿、续断、黄柏，治妇人崩中漏血。

同白芍药、炙甘草、麦冬、地黄、白胶、当归、枸杞子、杜仲、续断，治妇人胎痛，或胎漏下血。

仲景方：黄连阿胶汤，治少阴病，得之二三日以上，心中烦，不得卧者。用阿胶三两，黄连四两，黄芩一两，芍药二两，鸡子黄二枚，以水五升，先煮三物，取二升，去滓，纳胶烊尽，小冷，纳鸡子黄，搅令相得。温服七合，日三。

和剂局方：治肠胃气虚，冷热不调，下痢赤白，里急后重腹痛，小便不利。用阿胶二两，炒黄连三两，茯苓二两，为末，捣丸梧子大。每服五十丸，米汤下，日三。

胶艾汤：妊娠胎动。阿胶、艾叶各二两，葱白一升，水四升，煮一升，分服。

简误：此药多伪造，皆杂以牛马皮、旧革鞍靴之类，其气浊秽，不堪入药。当以光如瑿漆，色带油绿者为真。真者折之即断，亦不作臭气，夏月亦不甚湿软。如入调经丸药中，宜入醋，重汤顿化和药。其气味虽和平，然性粘腻，胃弱作呕吐者，勿服。脾虚食不消者，亦忌之。

出处：明•缪希雍《神农本草经疏•卷十六•兽部》

《本草乘雅半偈》

阿胶（本经上品）

【气味】甘平，无毒。

主治 主心腹内崩，劳极洒洒如疟状，腰腹痛，四肢酸疼，女子下血，安胎。久服轻身，益气。

【核】曰：东阿井，在山东兖州府阳谷县，东北六十里，即古之东阿县也。水经注云：东阿井大如轮，深六七丈，水性下趋，质清且重，岁常煮胶以贡。煮法：必取乌驴皮，刮净去毛，急流水中浸七日，入瓷锅内，渐增阿井水，煮三日夜则皮化，滤清再煮稠，贮盆中乃集尔。冬月易干，其色深绿，且明燥轻脆，味淡而甘，亦须陈久，方堪入药。设用牛皮，及黄胶，并杂他药者，慎不可用。修治，猪脂浸一夜，取出，柳木火上炙燥，研细。

【参】曰：取义在水，仍存井名。胶者，已成之质也。一名傅致，如言傅会致使。会之始至也或云济水所注，盖济为楚，隐则伏流，显则正出，正出者涌出也。与阿水质之清重，性之下趋，似不相符，难考其所从来矣。驴力在胪。胪，腹前也。亦黑也，皮也。顾力在胪，色专者黑，精专者皮耳。缘水性之下趋，协皮革之外卫，藉火力以成土化，从下者上，从外者内矣。虽转甘平，仍含本有咸寒，故走血以主内崩，此卫不将营，营将安傅乎。乃至形藏失其濡润，遂成藏之五劳，形之六极，以及四肢经隧，或涸或污，酸且痛也。阴不足，则阳下陷。阳不足，则阴上乘。上乘下陷，故洒淅恶寒，辄复发热如疟状。下血即血崩，血濡则胎固，专言心腹腰腹者，驴力在胪故也。经云：阴者藏精而起亟，阳者卫外而为固，阿胶两得之矣。

（缘水性之下趋，协皮革之外卫，藉火力以成土化。正所谓傅会致使，会之使至也。从下者上，指下趋之水，藉火力而上炎。从外者内，指外卫之皮革，藉火力而内向。外之合内，下之从上，中黄之位乎。）

出处：明·卢之颐《本草乘雅半偈·第三帙》

《雷公炮制药性赋解》

阿胶，味甘咸，性微温无毒，入肺肝肾三经。主风淫木旺，肢节痿疼，火盛金衰，喘嗽痰血，补劳伤疗崩带，滋肾安胎，益气止痢。明澈如水，质脆易断者真。山药为使，畏大黄，蛤粉炒成珠用。

按：阿胶用黑驴皮造成，黑属水，专入肾，能克火，盖以制热则生风之义，故宜入肝。且火得制则金亦无侵，故又宜入肺。夫东阿井系济水所生，性急下趋，清而且重，用之煎煮，搅浊澄清，所以能清上炎之火，及上逆之痰也。

出处：明·李中梓《雷公炮制药性赋解·卷六·禽兽部》

《本草征要》

阿胶，味咸，性平，无毒。入肺、肝二经。山药为使。畏大黄，蛤粉拌炒。

止血兮，兼能去瘀。疏风也，又且补虚。西归金脏、化痰止咳除痈痿。东走肝垣，强筋养血理风淫。安胎始终并用，治痢新久皆宜。

阿井乃济水之眼，《内经》以济水为天地之肝，故入肝治血证、风证如神。乌驴皮合北方水色，以制热生风也，真者，光明脆彻、历夏不柔。伪者，反能滞痰，不可不辨。

按：胃弱作呕吐，脾虚食不消者，均忌。

出处：明·李中梓《本草征要·第二卷》

《本草备要》

阿胶，平补而润，甘，平。清肺养肝，滋肾益气（肺主气，肾纳气），和血补阴（肝主血，血属阴），除风化痰，润燥定喘，利大、小肠。治虚劳咳嗽，肺痿吐脓，吐血衄血，血淋血痔，肠风下痢（伤暑伏热成痢者，必用之。妊娠血痢尤宜），腰酸骨痛，血痛血枯，经水不调，崩带胎动（或妊娠下血，酒煎服），痈疽、肿毒及一切风病。泻者忌用（大抵补血与液，为肺、大肠要药。寇宗奭曰：驴皮煎胶，取其发散皮肤之外。用乌者，取其属水以制热则生风之义，故又治风也。陈自明曰：补虚用牛皮胶，去风用驴皮胶。杨士瀛曰：小儿惊风后，瞳人不正者，以阿胶倍人参服，最良。阿胶育神，人参益气也。

按：阿井乃济水伏流，其性趋下，用搅浊水则清。故治瘀浊及逆上之痰也）。用黑驴皮、阿井水煎成（苏颂曰：《本经》阿胶亦用牛皮，是二胶可通用。牛皮胶制作不精，故不堪用），以黑光带绿色、夏月不软者真。锉炒成珠，或面炒、蛤粉炒（去痰）、蒲黄炒（止血），酒化、水化，童便和用。得火良。山药为使。畏大黄。

出处：清·汪昂《本草备要·禽兽部》

《本经逢原》

阿胶，甘平微温无毒。辨真伪法：以顶有鬃文极圆正者为真，折之沉亮，不作屑，不作皮臭，蛤粉炒成珠，经月不软者为佳。东阿产者虽假犹无妨害，其水胶入木煤赝造，有伤脾气，慎不可用。《本经》主心腹内崩，劳极洒洒如疟状，腰腹痛，四肢酸疼，女子下血、安胎，久服轻身益气。

发明 阿井本淄水之源，色黑性轻，故能益肺补肾。煎用乌驴必阳谷山中验其舌黑、其皮表里通黑者，用以熬胶，则能补血、止血。《本经》治心腹内崩，下血安胎，为诸失血要药。劳证咳嗽喘急，肺痿肺痈，润燥滋大肠，治下痢便脓血，所谓阴不足者补之以味也。

出处：清·张璐 《本经逢原》

《本草易读》

阿胶，蛤粉炒用。山药为使，畏大黄。

辛，平，无毒。入厥阴肝。清肺养肝，滋肾益气，和血补阴。除风化痰，润燥定喘，利肠止血。除虚劳之咳嗽，息肺痿之吐脓，解肠风之下血，消水气之浮肿。腰腹骨节之痛，痈疽肿毒之疡，吐衄淋痔之血，崩带胎产之疴。善调经脉，亦安胎产。泄者忌用。

阿井在山东兖州府阳谷县东北六十里，即古之东阿县也。有官舍禁之。彼用井中水煮乌驴皮作胶，不作皮臭，夏月亦不湿软。今人多以牛皮胶伪之。以黄透如琥珀色或光黑如漆者为真。

妊娠血痢，酒服之良。（验方第一）

胶艾汤 阿胶 川芎 当归 甘草 白芍 地黄 艾叶 治妊娠腹痛下血。（诸方第一）

出处：清·汪讱庵《本草易读·卷八》

《本草新编》

阿胶，味甘辛，气平、微温，降也，阳也，无毒。入太阴肺经及肝、肾二脏。止血止嗽，止崩止带，益气扶衰，治劳伤，利便闭，禁胎漏，定喘促，止泻痢，安胎养肝，坚骨滋肾，乃益肺之妙剂，生阴之灵药，多用固可奏功，而少用亦能取效。唯觅真者为佳。或疑阿胶煎膏，必取阿井之水，黑驴之皮以煎之，然而安得尽取黑驴之皮，彼地取杂驴皮以煎膏，亦可用乎？曰：阿胶原取阿井之水，非必取黑驴之皮也。阿井生东方，取其天一生水，且其性急而下趋，清而且重，乃济水之所注，取其去浊以祛逆痰也。用驴皮者，驴性最纯，而皮则取其外现于皮肤，原不必取黑以走肾也。夫水入于肾，而皮走于肺，肺主皮毛，故用皮也。前人尚黑驴皮者，谓黑属水，以制其热则生风之义，反为蛇足矣。

或问阿胶益肺生阴，安得真者而用之？曰：阿胶出于东阿者即真，不必问其真假。东阿之水，皆济水之所注也。（［批］亦是，然出于阿井者，更妙。）

或问近人阿胶，多加药品同煎，想更有益乎？曰：阿胶之妙，全在济水。若加药味杂之，更失其义。本欲加药味以取益，谁知反因药味而失利乎。世人强不知以为知，半是此类也。

出处：明末清初·陈士铎《本草新编·卷之五 （羽集）》

《炮炙全书》

阿胶，甘、咸，微温。或炒成珠，或以面炒，或以酥炒，或以蛤粉炒，或以糯米粉炒，或酒化成膏，或水化成膏，当各从本方也。得火良，薯蓣为使，畏大黄。

阿胶货者多伪，最难得真，明彻质脆，击之易碎者为真。假者，质软难敲，枯黯似墨。

李濒湖曰：阿胶，东阿有井大如轮，深六七丈，岁常煮胶，以贡天府，其井乃济水所注，济水清而重，其性趋下，用搅浊水则清，以之煮胶，取其治瘀浊及逆上之痰也。古方所用，多是牛皮，后世乃贵驴皮，若伪者皆杂以马骡、驮皮、革鞍靴之类，其气浊臭，不堪入药。当以黄透如琥珀色，或光黑如瑿漆者为真。真者不作皮臭，夏月亦不湿软。

出处：日·稻生宣义《炮炙全书·卷第四·毛之属》

《本草经解》

阿胶气平。禀天秋收之金气，入手太阴肺经。味甘无毒，得地中正之土味，入足太阴脾经。气味降多于升，色黑质润，阴也。心腹者，太阴经行之地也，内崩劳极者，脾血不统，内崩而劳极也。阴者中之守，阴虚则内气馁，而洒洒恶寒如疟状也。其主之者，味甘可以益脾阴也。腰腹皆藏阴之处，阴虚则空痛，阿胶色黑益阴，所以止痛。四肢脾主之，酸疼者血不养筋也，味甘益脾，脾统血，四肢之疼自止。女子下血，脾血不统也，味甘以统脾血，血自止也。安胎者亦养血之功也。久服轻身益气者，气平益肺，肺主气，气充则身轻也。

制方：阿胶同杜仲、杞子、白芍、山药、生地、人参、黄芪、续断，治崩中漏下。同白芍、炙草、麦冬、生地、白胶、归身、杞子、杜仲、续断，治妇人胎漏下血。同川莲、黄芩、白芍、鸡子黄，名黄连阿胶汤，治少阴病，心烦不卧。同蒲黄、生地，治吐血衄血。同黄连、白茯丸，治下痢赤白。

出处：清·叶桂《本草经解·卷四·禽兽部》

阿胶，一名付致胶，本经阿胶，煮牛皮为之。今世惟重乌驴皮。疗风胜诸胶，必用乌者，取色属水以制热则生风之义。贵阿井者，以济水所注清而重，其性趋下，故治淤浊及逆上之痰。糯米粉炒成珠用。然真者难得。或依法汲咸苦井水，自造用可也。并造白胶法，俱详纲目。

出处：清·叶桂《本草经解·附余·考证》

《神农本草经百种录》

阿胶味甘平。主心腹内崩，血脱之疾。劳极洒洒如疟状，劳倦则脾伤而血亏，此肝脾之寒热，故如疟也。腰腹痛，四肢酸疼，血枯之疾。女子下血，安胎。养血则血自止而胎安。久服，轻身益气。补血则气亦充。

阿井为济水之伏流，济之源为沇水，自沇水以至于阿井，伏见不常。若《夏书》所谓溢为荥，出于陶邱北者，皆伏流从下泛上者也。阿井在陶邱北三百里，泉虽流而不上泛，尤为伏脉中之静而沉者，过此则其水皆上泛成川，且与他泉水乱而不纯矣。故阿井之水，较其旁诸水重十之一二不等。人之血脉，宜伏而不宜见，宜沉而不宜浮。以之成胶，真止血调经之上药也。其必以驴皮煎者，驴肉能动风，肝为风脏而藏血，乃借风药以引入肝经也。又凡皮皆能补脾，脾为后天生血之本，而统血，故又为补血药中之圣品。

出处：清·徐大椿《神农本草经百种录·上品》

《得配本草》

阿胶，得火良。薯蓣为之使。畏大黄。甘，平。微温。入手太阴、足少阴、厥阴经血分。壮生水之源，补坎中之液，润燥降痰。敛虚汗，利小便，定喘嗽，固胎漏，止诸血，治带浊。一切血虚致疾，服无不效。得人参，正瞳人。得滑石，利前阴。佐川连，治血痢。君生地，治大衄吐血。（胶能降火归元。）光如鑒漆，夏月不软者真。和血，酒蒸。止血，蒲黄炒。止嗽，蛤粉炒。清火，童便化。肺气下陷，食积呕吐，脾胃虚弱，三者禁用。

出处：清・严洁、施雯、洪炜《得配本草・卷九・兽部》

《本草纲目拾遗》

浙驴皮胶，黄云盛言：近日浙人所造黑驴皮胶，其法一如造阿胶式，用临平宝庄水煎熬而成，亦黑色、带绿、顶有猪鬃纹，与东阿所造无二，入药亦颇有效。盖阿胶真者难得，有浙胶则较胜于用杂胶也。宝庄在临平湖西岸，有宝庄泉，土人名为大力水，云食之多力；向闻虎跑泉水注大缶中平口，投钱于中，能吞一百六十青钱，而水不溢；他水至八十，已浸漫于外矣，故虎跑泉食之益气力。宝庄水能吞二百青钱不溢，其力更可知，以此水作胶，自可敌伏流之济水。然予每索此胶于市，遍询药客，皆云造者亦少，不易得。而云盛言之甚详，姑存之以备异日考证。

补血润燥，功同阿胶，治内伤腰痛，强力伸筋，添精固肾，尤别有殊能也。

出处：清・赵学敏《本草纲目拾遗・卷九・兽部》

《本草从新》

阿胶平补而润。甘平。清肺养肝，滋肾补阴，止血去瘀，除风化痰，润燥定喘，利大小肠。治虚劳咳嗽，肺痿吐脓，吐血衄血，血淋血痔，肠风下痢，（伤暑伏热成痢者、必用之、妊娠血痢尤宜。）腰酸骨痛，血痛血枯，经水不调，崩带胎动（或妊娠下血。酒煎服。）及一切风病。（藏器曰：诸胶皆能疗风、补虚止泄、驴皮主风为最。宗奭曰：用驴皮煎胶、取其发散皮肤之外、用乌者、取其属水、以制热则生风之义也。）痈疽肿毒。（士瀛曰：小儿惊风后、瞳神不正者、以阿胶倍人参服、最良、阿胶有神、人参益气也、按阿井乃济水伏流、其性趋下、用搅浊水则清、故治瘀浊及逆上之痰也。大抵补血与液、为肺大肠要药。）胃弱作呕吐。脾虚食不消者。均忌。用黑驴皮、阿井水煎成。以黑光带绿色。顿之易化。清而不腻并不臭者良。蛤粉炒。（化痰。）蒲黄沙。（止血。）酒化。水化。童便和用。得火良。山药为使。畏大黄。（月水不止、阿胶炒焦为末、酒服二钱、妊娠尿血、阿胶炒黄为末、食前、粥饮下二钱。）

出处：清·吴仪洛《本草从新·卷十六·禽兽部》

《药性切用》

平补，阿胶（入肺、肝、肾），安血虚胎动，止血热吐衄。定痿弱之喘，止休息之痢。崩带宜投，痔漏可入。

出处：清·徐大椿《药性切用·药论·补剂·平补》

《本草征要续编》

阿胶，主治诸血证。故兼治心烦、不得眠者。

【考证】芎䓖当归胶艾汤证曰：妊娠下血。白头翁加甘草阿胶汤证，不具。大黄甘遂汤证曰：水与血俱结在血室。上三方，阿胶各二两。黄连阿胶汤证曰：心中烦、不得卧。黄土汤证曰：下血、吐血、衄血。　上二方，阿胶各三两。猪苓汤证曰：心烦、不得眠。上一方，阿胶一两。据此诸方，则阿胶主治诸血证，心烦不得眠者明矣。然心烦有数证，不得眠亦有数证。若无血证，则属他证也。故法无血证者，皆为脱误矣。

【互考】芎䓖当归胶艾汤证曰：妇人有漏下者（上一证），有半产后，因续下血都不绝者（上一证），有妊娠下血者（上一证），假令妊娠，腹中痛为胞阻（上一证）。按此条，古来未得其解。余尝如此段落，分裁为四章，其义始明，其证亦可得治之。解曰：妇人有漏下、腹中痛、心烦、不得眠者，此方主之。上第一章：妇人有半产后、下瘀血、都不绝、腹中痛、心烦或不得眠者，此方主之。上第二章：妇人有妊娠下血、腹中痛、心烦不得眠、或顿仆失跌、或胎动不安者，此方主之。上第三章：妇人有妊娠、腹中痛、漏胞、经水时时来、心烦、不得眠、或因房室所劳伤胎者，此方主之。上第四章：以上诸证，皆女人妊娠、或半产、或产后下血、而心烦腹痛者，此方所宜治也。诸证当须有不得眠之候，然无血证，则非此方所宜也。

白头翁加甘草阿胶汤证，不具，但云产后下利。此方岂惟产后下利治之乎？凡本方证而下血、心烦、急迫不得眠者，此方主之。由此观之，岂惟妇人乎？虽男子亦有热利下重、大便血、心烦、急迫不得眠者，则宜用此方。夫下重者，下利重多也？非后世所谓痢病。肛门下坠、利急后重之谓也。盖利急后重者，下利急迫重多也。古者便为之后，故后重者，下重也。下重者，下利重多也。是此方所治也。

黄连阿胶汤证曰：心中烦、不得卧，盖此方治下利腹痛、大便血、心中烦悸、不得眠者。夫黄芩之于下利，黄连之于心中烦悸，芍药之于腹中痛，主以治之。惟阿胶之于心烦、不得眠、亦不见血，则无所奏其效。然则此方治下利腹痛、心中烦悸、不得眠而见血者明矣。若不见血而施此方，岂其谓之得其治法乎？

黄甘遂汤证曰：妇人少腹满、如敦状，小便微难而不渴者，是乃此方所主也。《脉经》敦状作敦敦状，敦音堆，敦敦者，不移不动之谓也。若作敦状，则敦音对，器名。杶按：其此证谓之有血亦非也。谓之无血亦非也。然谓之小便微难，则谓之非血亦非也。是所谓因法立略，因略取法，法略相熟。则虽未见其血，亦有此证，则施此方。施此方，则血自下。血自下，而后其证自差。故仲景曰：其血当下，其此可谓之略而已。夫略也者，不熟其法，则不可得此者也。生后者此为水与血，俱结在血室也。此章盖后人所妄添也。生后，产后也。产后若有前证者，此为水与血，俱结在血室。水血本无二，血是指瘀血，血室谓其分位。义属想像臆度，今不取焉。夫水血若有二，则仲景何其不谓水与血当下乎？今谓其血当下者，是水血无二之谓也。医者其思诸。

猪苓汤证曰：脉浮发热、渴欲饮水、小便不利者主之。又曰：少阴病，下利六七日、咳而呕渴、心烦、不得眠者主之。夫少阴病者，脉微细、但欲寐也。又曰：欲吐不吐、心烦、但欲寐、五六日、自利而渴者。是虽今见此少阴本证，若其人有血证，则心烦不能眠也。故见其下血，而后施此方，则未尝有不差者。若不见其血下，则虽屡施此方，亦未尝见奏其功者，数试数验，不可不知矣。

【辨误】阿胶，后世有补血之说。然今读诸家本草，其所主治，皆是在于治瘀血也。凡久年咳嗽、赤白痢下下血、吐血、咯血、衄血、呕血、老人大便秘结、或小便淋沥、及见血、妇人经水诸变、妊娠之病，无不属瘀血者。古方既然，后世诸方，皆然宜矣。今医见之，谓之补血药。虽然，以余观之，谓之化血而可也。何以言之？则阿胶配之猪苓、泽泻、滑石，则泻瘀血于小便；配之大黄、甘遂则下瘀血于大便；配之黄芩、黄连，则除瘀血心中烦者；配之甘草、黄柏、秦皮、白头翁，则治瘀血热利下重者；配之当归、芎䓖、地黄、芍药、艾叶，则止瘀血腹中□痛者；配之术、附子、黄土，则治瘀血恶寒、小便不利者。由此观之，则岂谓之补血可乎？后世皆见其枝叶，而不知其根本。医之所以误治者不亦宜乎？

【品考】阿胶以阿县所制者为名。今华舶来之物数品，入药当以黄透如琥珀色为上品。或光黑如瑿漆，不作皮臭者为良。若真物难得，则此邦皮胶黄透，夏月不湿软者可权用。

出处：明·李中梓《本草征要续编·第二卷》

《本草害利》

阿胶〔害〕胶性粘腻，胃弱作呕吐者勿服。脾虚食不消者，亦忌之。〔利〕甘咸平，清肺养肝，滋肾补阴，止血去瘀，除风化痰。驴皮主风，善理风淫。取其乌色属水，以制热则息风之义。润燥定喘，利大小肠，调经安胎，又兼治利，伤暑伏热成痢者必用。妊娠血痢尤宜。大抵补血与液，为肺、大肠要药。乌驴皮胶。功用略同。

黄明胶，即牛皮胶。甘平补阴，润燥活血，功同阿胶，可以权代。补虚用牛皮胶，去风用驴皮胶，同葱白煮服，可通大肠，痈疽初起，酒炖分服四两，则毒不内攻。

〔修治〕山东东阿县，东北六十里有阿井。自十月至二三月，收取乌驴皮。用狼溪河纯阳水，浸四五日透，去毛洗刮洁净，入铜锅内，用阿井至阴之水熬煮，时时搅之，恒添水至极烂。提去浮面渣秽，待极清熬成膏，对光明透照，如琥珀色或光如壁漆黑色气味清香，并无皮臭臊气，夏月亦不温软，陈者良，此真阿胶也。

驴皮胶，取乌驴皮，浸消熬胶。黄明胶，用黄牛皮，浸消熬膏。其气浊臭，而不清香。今市中胶物，制作不精，故不堪用。今方法用面炒成珠，化痰，蛤粉炒止血，蒲黄炒或童便和化，以解其气。如真阿胶，得趋下至静之性，凡血热则沸郁妄行，诸见血症，遇此即止。故用水溶化为佳。炒珠，恐乱其性也。井乃济水所注，取井水煮胶，用搅浊水则清，故人服之，下膈疏痰止呕，盖济水清而重，其性趋下，故治瘀浊及上逆之痰也。

出处：清・凌奂《本草害利・肺部药队・补肺次将》

《本草撮要》

阿胶，味甘平。入手太阴足厥阴经。功专清肺养肝，滋肾补阴，止血去瘀，除风化痰，润燥定喘，利大小肠。治虚劳咳嗽，肺痿吐脓，吐血衄血，血淋血痔，肠风下痢，腰酸骨痛，血痛血枯，经水不止，妊娠尿血下血，俱以酒冲服，炒焦胶末良。小儿惊风后，瞳神不正，以胶倍人参服甚效。胃弱作呕吐，脾虚食不消，及风寒而嗽者，均忌。蛤粉炒化痰。蒲黄炒止血。酒化水化童便和用。得火良。山药为使。畏大黄。

出处：清・陈其瑞《本草撮要・卷八・禽兽部》

《本草思辨录》

阿胶为补血圣药，不论何经，悉其所任。味厚为阴，阿胶之味最厚，用必以补，不宜补者勿用。白头翁汤加阿胶，则曰下利虚极。内补当归汤，则曰去血过多加阿胶。仲圣、孙真人皆有明训。然非填补比，不得与熟地山药同论也。阿胶以济水黑驴皮煎炼而成，性易下行，且滑大肠，于下利非宜。何以白头翁加甘草阿胶汤治下利？不知此乃滞下之热痢，正借其滑利之功。故张洁古加减平胃散治热痢，以脓多而用之。渴者非热烁其液，即下焦阴液不上朝。阿胶不能清热而性下行，何能止渴；乃猪苓汤治发热而渴，又治下利而渴，证不宜阿胶而偏佐以阿胶。不知此皆因热而渴而利，水畜于中而热与水得，液既大伤，更与以猪苓辈淡渗燥劫之物，液不几涸矣乎。佐阿胶所以润液而救猪苓辈之偏，非治其渴与利也。推之黄土汤燥湿，鳖甲煎丸破结，温经汤行瘀，大黄甘遂汤下血逐水，亦断非滋柔浊腻之阿胶所能为力。盖其补血润液而下行，不致掣燥湿、破结、行瘀、下血、逐水之肘，且能辅其不逮，故有需于阿胶。若执黄土汤诸方，而以燥湿各事责阿胶，则何异扪烛扣槃之见矣。

出处：清·周岩《本草思辨录·卷四》

《本草崇原》

阿胶气味甘平，无毒。主治心腹内崩，劳极洒洒如疟状，腰腹痛，四肢酸疼，女子下血，安胎，久服轻身益气。

（山东兖州府，古东阿县地有阿井，汲其水煎乌驴皮成胶，故名阿胶。此清济之水，伏行地中，历千里而发现于此井，济居四渎之一，内合于心，井有官舍封禁，发煮胶以供天府，故真胶难得，货者多伪。其色黯绿，明净不臭者为真，俗尚黑如漆。故伪造者，以寻常之水煎牛皮成胶，搀以黑豆汁，气臭质浊，不堪入药。）

（《本草乘雅》云：东阿井在山东兖州府阳谷县，东北六十里，即古之东阿县也。《水经注》云：东阿井大如轮，深六七丈，水性下趋，质清且重，岁常煮胶以贡。煮法必取乌驴皮刮净去毛，急流水中浸七日，入瓷锅内渐增阿井水煮三日夜，则皮化，滤清再煮稠粘，贮盆中乃成耳。冬月易干，其色深绿且明亮轻脆，味淡而甘，亦须陈久，方堪入药。设用牛皮及黄明胶并杂他药者，慎不可用。）

（余尝逢亲往东阿煎胶者，细加询访，闻其地所货阿胶，不但用牛马诸畜杂皮，并取旧箱匣上坏皮及鞍辔靴屐，一切烂损旧皮皆充胶料。人间尚黑，则入马料、豆汁以增其色。人嫌秽气，则加樟脑等香，以乱其气，然美恶犹易辨也。今则作伪者，日益加巧，虽用旧皮浸洗日久，臭秽全去，然后煎煮，并不入豆汁及诸般香味，俨与真者相乱。人言真胶难得，真胶未尝难得，特以伪者杂陈并得，真者而亦疑之耳。人又以胶色有黄有黑为疑者，缘冬月所煎者，汁不妨嫩，入春后嫩者，难于坚实，煎汁必老。嫩者色黄，老者色黑，此其所以分也。昔人以光如鑒漆，色带油绿者为真，犹未悉其全也。又谓：真者拍之即碎，夫拍之即碎，此唯极陈者为然，新胶安得有此。至谓真者，绝无臭气，夏月亦不甚湿软，则今之伪者，未尝不然，未可以是定美恶也。又闻古法先取狼溪水以浸皮，后取阿井水以煎胶，狼溪发源于洪范泉，其性阳，阿井水之性阴，取其阴阳相配之意，火用桑薪煎炼四日夜而后成。又谓：烧酒为服胶者所最忌，尤当力戒。此皆前人所未言者，故并记之。）

阿胶乃滋补心肺之药也。心合济水，其水清重，其性趋下，主清心主之热而下交于阴。肺合皮毛，驴皮主导肺气之虚而内入于肌。又，驴为马属，火之畜也，必用乌驴，乃水火相济之义。崩，堕也，心腹内崩者，心包之血，不散经脉，下入于腹而崩堕也。阿胶益心主之血，故治心腹内崩。劳极，劳顿之极也。洒洒如疟状者，劳极气虚，皮毛洒洒如疟状之先寒也。阿胶益肺主之气，故治劳极洒洒如疟状。夫劳极，则腰腹痛。洒洒如疟状，则四肢酸痛。心腹内崩，则女子下血也。心主血，肺主气，气血调和，则胎自安矣。滋补心肺。故久服轻身益气。

（按:《灵枢·经水》篇云:手少阴外合于济水,内属于心。隐庵心合济水之说,盖据此也。李中梓谓:《内经》以济水为天地之肝,故阿胶入肝功多,当是误记耳。）

出处：清・仲学格《本草崇原・卷上・本经上品》

《本草择要纲目》

阿胶，气味甘平无毒。浮而升，阳也。入手少阴、足少阴、厥阴经。 主治吐血、衄血，血淋、尿血，女人血痛、血枯，经水不调，崩中带下，胎前产后诸疾，男妇一切咳嗽喘急，肺痿及痈疽肿毒，滋阴润燥，化痰清肺，利小便，调大肠。大抵阴不足者，补之以味。阿胶之甘以补阴血也。

出处：清・蒋居福祉《本草择要纲目・温性药品》

四、民国时期对阿胶的认识

《增订伪药条辨》

阿胶，伪名上清胶，又一种名瑞芳胶，皆用寻常之水煎牛皮成胶。并杂他药伪造，色虽明亮，气臭质浊，不堪入药。张隐庵《本草崇原》辨之最详。据古法，先取狼溪水，以浸黑驴皮，后取阿井水以煎胶。考狼溪发源于洪范泉，其性阳，阿井水发源于济水，其性阴，取其阴阳相配之意。火用桑柴，煎炼四日夜而后成胶。近时阿井水甚不易取，而煎法又失其真，故真阿胶最难得也。货者既多，赝伪辨之不明，不如不用为是；或第用江浙所煮黑驴皮胶，虽无阿井之水，而用宝庄之泉，其补血滋阴，平木熄风，功同阿胶。较之用假阿胶者，不更胜一着耶。

炳章按：阿胶出山东东阿县，以纯黑驴皮、阿井水煎之，故名曰阿胶。考阿井在东阿县城西。《县志》云：昔有猛虎居西山，爪刨地得泉，饮之久，化为人，后遂将此泉为井。然此水实为济水之源，其色绿，其性趋下，东阿城内又有狼溪河，其水为漯水之源，乃洪范九泉之水所会归，其性甘温，故合此二水制胶为最善。再按定每年春季选择纯黑无病健驴，饲以狮耳山之草，饮以狼溪河之水，至冬宰杀取皮，浸狼溪河内四五日，刮毛涤垢，再浸漂数日，取阿井水用桑柴火熬三昼夜，去滓滤清；再用银锅金铲，加参、芪、归、芎、橘、桂、甘草等药汁再熬至成胶，其色光洁，味甘咸，气清香，此即真阿胶也。据《本草经》云：阿胶性甘温，清肺养肝，滋肾益气，补阴祛风，化痰润燥，止喘，善治虚劳咳嗽，肺痈吐脓，吐血、衄血，肠风下痢，崩带胎动，经水不调，及肺毒痈疽，一切风症，服之无不效验。其伪者，以碎旧牛马杂兽皮煎成胶，块色亦不如阿胶，名曰清胶；味利者，以此炒成珠，曰阿胶珠；此等赝品，服之不但无效，而反发疮生毒，因杂皮多器用皮，含有毒汁，故其为害甚烈。大抵鉴别之法：真阿胶烊化后，气清香，有麻油气，汁色黄白色，稠而不黏腻，味甘微咸。

其原块在十年以内者，苍翠色，质尚坚；至五六十年以上者，色转黄而质松脆更佳。肺劳服之，殊有奇功。若本煎驴皮膏，烊化气微腥（陈则无腥气），汁黑褐色，其黏腻，味亦微咸兼甘，用作补血药亦佳；以治肺病血病则凝胃，反不佳也。若清胶化烊，纯属臭秽腥浊气，令人欲呕，服之有毒，切勿沾唇，戒之戒之！

出处：民国·曹炳章《增订伪药条辨·卷四·兽部·阿胶》

第二节

历代阿胶医案精选

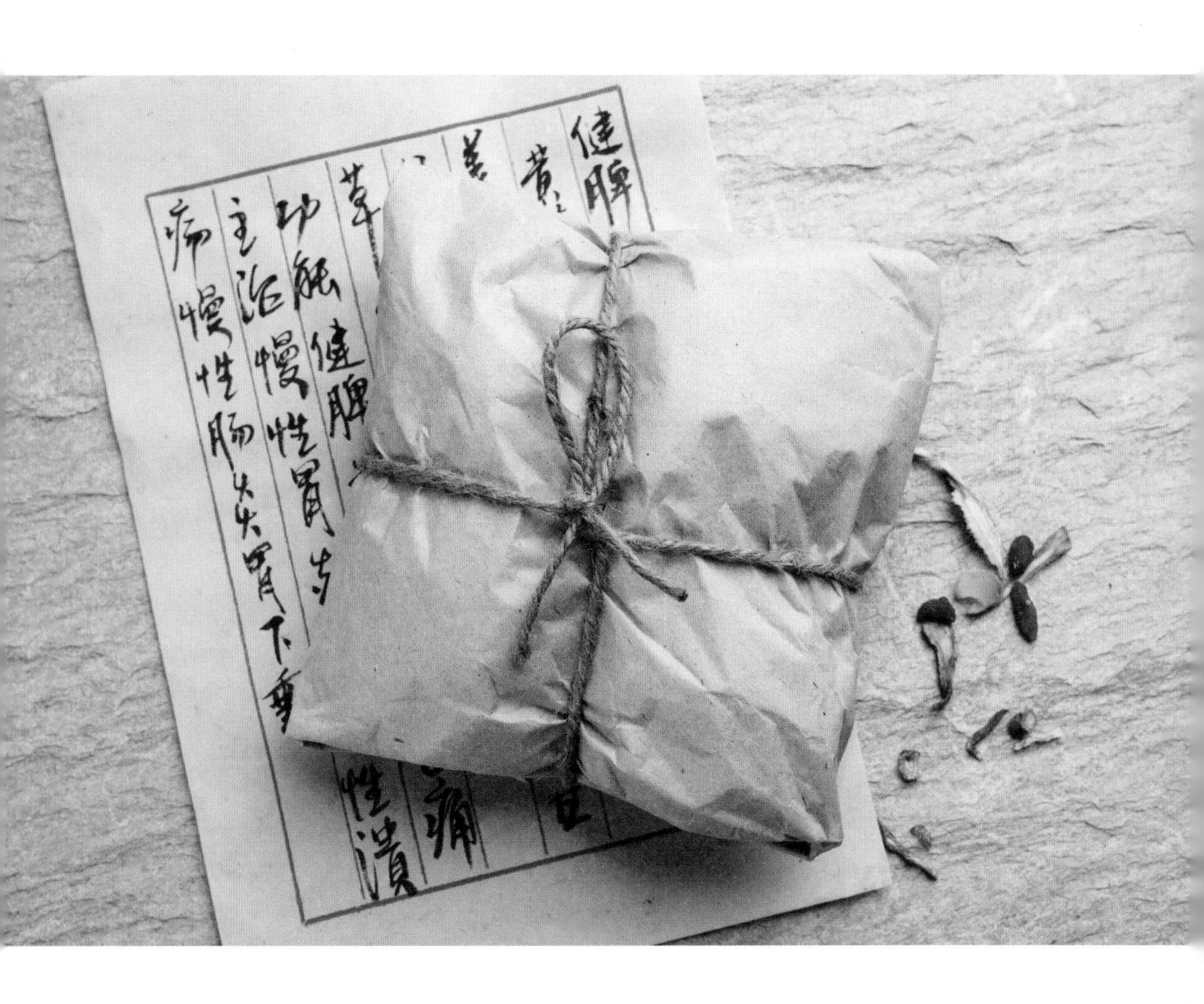

一、妇科疾病

月经先期

月经周期提前 1 ～ 2 周者，称为“月经先期”，亦称“经期超前”或“经早”。本病相当于西医学排卵型功能失调性子宫出血病的黄体不健和盆腔炎症所致的子宫出血。月经先期伴月经过多可进一步发展为崩漏，应及时进行治疗。阿胶是治疗月经不调的常用药，《孙真人海上方•月信不调》:“阿胶灰炒成珠颗，乘热将来即便研，月信不调宜此末，酒调一服应时痊。”

医案 :《费绳甫先生医案 • 费绳甫先生女科要略 • 二、行经》

月事超前，少腹作痛，内热口干。血虚火旺，气郁不舒也。治宜育阴制阳，条达肝气。

【处方】炙生地（三钱） 全当归（二钱） 大白芍（一钱半） 川芎䓖（八分） 天麦冬（各三钱） 川黄柏（一钱） 阿胶珠（一钱半） 炒丹皮（二钱） 青蒿梗（一钱半） 地骨皮（三钱） 金香附（一钱半） 软柴胡（醋炒，三分） 粉草（五分） 红枣（五枚）

按语 : 血虚内热，热扰冲任，经血妄行，故月经超前。方中四物汤熟地易生地补血和血，并取生地清热凉血、养阴生津之效 ; 天麦冬养阴滋液 ; 阿胶滋阴补血; 川黄柏、炒丹皮、青蒿梗、地骨皮清热泻火凉血; 气郁不舒，以金香附、软柴胡舒肝理气 ; 粉草、红枣补气养血，调和诸药。全方重在滋阴壮水，水足则火自平，阴复而阳自秘，则经行如常。

月经后期

月经周期错后 7 天以上，甚至 3 ～ 5 个月一行，经期正常者，称为“月经后期”，亦称“经期错后”“经迟”。本病相当于西医学的月经稀发。月经后期如伴经量过少，常可发展为闭经。

医案：《陈莲舫医案·卷下·四十二、调经》

杨，右：营亏气痹，奇经失职，月事不调，衍后为多，且少色泽。营失养肝，肝气转为充斥，侮中则腹部攻痛，入络则两乳发胀，甚至晨起为之发呕。脉见细弦，拟以调养。

【处方】香附 法半夏 寄生 合欢 鸡血膏 木神 茺蔚 杜仲 当归 远志 白芍 会络 丝瓜络 代代花

按语：血虚气滞，血海不能按时满溢，故经行后期。血虚，以当归、白芍、鸡血膏补血，寄生、杜仲补肝肾益精；肝气不舒而气滞，以香附、合欢、代代花疏肝理气，会络、丝瓜络通经活络，茺蔚活血；肝气犯胃，胃气上逆而发呕，以半夏降逆止呕；气郁而扰神，以木神、远志养心安神。

杨，复：月事衍后，渐得准期，惟逢月之前，或为腹胀，或为腰楚。脉见弦滑，营亏气痹，再从和养。

【处方】香附 木神 阿胶 茺蔚子 鸡血膏 远志 杜仲 佛手 当归 白芍 沙苑 新会 丝瓜络 随服吉林须

按语：仍有血虚气滞之征象，在原方的基础上，血虚加阿胶补血；气滞腹胀，以新会、佛手代合欢、代代花疏肝理气；腰楚以沙苑、杜仲补肝肾，强筋骨。

月经先后不定期

月经周期或提前或延后 1 ～ 2 周者，称为“月经先后无定期”，又称“经水先后无定期”“月经愆期”“经乱”。本病相当于西医学排卵型功能失调性子宫出血病的月经不规则。青春期初潮后 1 年内及更年期月经先后无定期者，如无其他证候，可不予治疗。月经先后无定期若伴有经量增多及经期紊乱，常可发展为崩漏。

医案：《临证指南医案·卷九·调经》

某，阴亏内热，经事愆期。（阴虚。）

【处方】雄乌骨鸡 小生地 阿胶 白芍 枸杞 天冬 茯苓 茺蔚子 女贞子 桂圆

上十味，用青蒿汁、童便、醇酒熬膏，加蜜丸。

按语：此为阴虚内热证。方以雄乌骨鸡养阴退热；小生地清热凉血，养阴生津；天冬滋阴；女贞子滋补肝肾；阿胶、白芍、枸杞子补血养血；茯苓健脾，脾旺则气血生化有源；桂圆补气血；茺蔚子活血；青蒿汁加童便清退虚热。

月经过多

月经周期正常，经量明显多于既往者，称为“月经过多”，亦称“经水过多”或“月经过多”。本病相当于西医学排卵型功能失调性子宫出血病引起的月经过多，或子宫肌瘤、盆腔炎症、子宫内膜异位症等疾病引起的月经过多。现在临床由于宫内节育器引起的月经过多，同样可按本病治疗。

医案：《柳选四家医案·评选环溪草堂医案三卷·下卷·妇人门》

病起当年产后，虽经调理而痊，究竟营虚未复，是以至今不育，且经事乖而且多，亦营虚而气不固摄之故。自上年九秋，又感寒邪，入于肺为咳嗽，痰中带血，此谓上实下虚。血随气逆，蔓延旬日，加以内热，渐成劳损，姑仿仲景法，扶正化邪，以为下虚上实之法。

【处方】生地 党参 炙草 当归 豆卷 前胡 茯苓 怀药 麦冬 阿胶 川贝

杏仁 桂枝 枇杷叶

按语：趋步古人，非胸罗经训者不能。时下随症敷衍，乌能望其项背？此证为气血两虚兼有外感。以党参、茯苓、怀药健脾益气；生地、当归、阿胶、麦冬滋阴补血；兼有表证，以桂枝发汗解表；肺热有痰，以前胡、川贝、杏仁、枇杷叶清热化痰止咳。

再诊：进薯蓣丸法，补气血，生津液，彻风邪，咳嗽已减，所谓上实下虚，病情不谬。据云：当年产后，腹中常痛，至今未愈，显见营分有寒，已非一日。但内热淹缠，心悸头眩，久虚不复，终为劳损。兹从八珍加减，复入通补奇经，王道无近功，耐心安养为是。

【处方】十全去芪芎 加阿胶 艾 炮姜 紫石英 陈皮 麦冬 款冬花 川贝 神曲 大枣

按语：此证为气血两虚，外表未解，内有伏寒。以十全大补汤大补气血，去黄芪补气，川芎理血中气滞，加阿胶补血，麦冬滋阴，陈皮健脾理气；外表未尽，以款冬花、川贝止咳；营分有寒，以艾、炮姜、紫石英温而散寒；另以神曲消食和胃，大枣健脾和胃，调和诸药。

三诊：温补奇经，病情俱减，今仍前制。

【处方】十全去芪芎草 加阿胶 香附 炮姜 陈皮 吴萸

按语：前方有效，病情俱减，仍以十全大补汤大补气血，去黄芪补气、川芎理气活血、甘草调和药性，加阿胶滋阴补血，香附、陈皮理气，炮姜、吴萸温中散寒。

胎漏

妊娠期间出现的阴道少量出血，时出时止，或淋沥不断，而无腰酸、腹痛、小腹下坠者，称为“胎漏”，亦称“胞漏”或“漏胎”。胎漏多发生在妊娠早期，西医称之为“先兆流产”。

医案：《张聿青医案·卷十七·胎前》

穆（右）：经停五月有余，不时漏下，饮食起居，悉如平人，脉缓微滑。胎漏见象。宜和阴泄热，参以调气。

【处方】阿胶珠（二钱） 粉丹皮（二钱） 地榆炭（二钱） 广木香（三分） 当归炭（二钱） 炒于术（一钱五分） 杭白芍（酒炒一钱五分） 细子芩（一钱五分） 鲜荷蒂（三枚）

二诊：漏下已止，脉缓微滑，起居如平人。良由血热不固，仍从胎漏主治。

【处方】细子芩（一钱五分） 老苏梗（一钱五分） 缩砂仁（后下五分） 川贝母（一钱五分） 阿胶珠（二钱） 粉丹皮（二钱） 细生地（四钱） 地榆炭（二钱） 鲜荷蒂（三枚） 杭白芍（酒炒一钱五分）

二、血证

吐血

吐血指血液从口而出，包括呕血和大量咯血。

医案：《吴鞠通医案·卷三·吐血》

章，丙寅二月二十四日，右脉空大，左脉弦，血后咳吐浊痰腥臭，真液不守，阴火上冲克金，非纯补纯清之症，然而惫矣。

【处方】沙参（二钱） 麦冬（三钱，连心） 生扁豆（三钱） 枇杷叶（钱半） 霜桑叶（三钱） 生阿胶（三钱） 甜杏仁（二钱，蜜炙，研去尖皮） 白花百合（二钱） 五味子（钱半，研） 天门冬（三钱）

【用法】藿石斛五钱，煎汤代水，浓煎两杯，分二次服。

二十八日：脉少敛，痰咳亦减，切戒用心。

【处方】沙参（三钱） 麦冬（三钱，连心） 天门冬（三钱） 百合（三钱） 生阿胶（三钱） 生牡蛎（三钱） 桑叶（二钱） 生白扁豆（三钱） 生西洋参（钱半） 五味子（三钱）

【用法】水五碗，煮取两碗，渣再煮一杯，分三次服，日二帖。

脉大敛戢，古所谓脉小则病退是也，颇有起色，若得舌苔化去，则更妙矣。

【处方】沙参（三钱） 桑叶（三钱） 白扁豆（三钱） 麦冬（三钱，连心） 洋参（钱半） 天门冬（三钱） 五味子（三钱） 芦根汁（五杯，鲜冲） 梨汁（一小杯，冲） 生苡仁（五钱）

【用法】四帖。

咳血

咳血指血随咳嗽唾痰而出。血液来自肺与气管，往往色泽鲜红，痰血相兼，或痰中带有血丝，故称“痰血”。因其随唾而出，又叫“唾血”。多由于咳嗽损伤肺络。因风热燥邪的，见喉痒咳嗽、口干鼻燥；因肝火犯肺的，见胸胁牵痛，烦躁易怒；因阴虚内热的，见骨蒸潮热，咳嗽气短。

医案：《王九峰医案（二）· 上卷 · 咳血》

素有失血之患，心营肺卫俱伤，近乃复感寒邪，已经表散未解，身热憎寒，短气自汗，痰嗽带血，声嘶脉软，正虚邪实，殊为棘手。

【处方】柴胡　孩儿参　黄芩　甘草　半夏　陈皮　当归　白芍

昨服小柴胡汤加减，表邪已解。本症阴虚，曾经咳血，龙雷内炽，五液交枯，虚热往来，渴不欲饮，自汗不收，痰嗽带血，面色戴阳，声嘶脉软。所幸胃气尚存，犹虑复感寒邪，变生难治。用药大旨，迎夏至一阴来复，以滋金水之源。

【处方】六味去萸肉，加麦冬　阿胶　小麦

进补金水之剂，诸症悉退，惟喉痒咳频仍然，夫肺属金而主咳，金之所畏者火也，金之化邪者燥也。燥甚则痒，痒甚则必咳。症本阴亏，水不制火，火灼金伤，精不化气，则肺病燥。法当润补为宜。

【处方】六味去萸肉加五味　麦冬　杏仁　胡桃肉

便血

便血泛指血从肛门下泄，包括粪便带血或单纯下血的证候。本病有因脾虚不能统摄；有因湿热下注大肠而损伤阴络。血色紫暗的，多属气虚或湿毒；血色鲜红的，多属热证。

医案：《吴鞠通医案·卷三·便血》

毛，十二岁，癸亥十二月初二日，粪后便红，责之小肠寒湿，不与粪前为大肠热湿同科，举世业医者，不知有此，无怪乎十数年不愈也，用古法黄土汤。

【处方】灶中黄土（二两）生地黄（三钱）制苍术（三钱）熟附子（三钱）阿胶（三钱）黄芩（二钱，炒）炙甘草（三钱）加酒炒白芍 全归（钱半）

【用法】水八碗，煮成三碗，分三次服。

初七日：小儿脉当数而反缓，粪后便血，前用黄土汤，业已见效，仍照前法加刚药，即于前方内去白芍、全当归，加：附子（一钱），苍术（二钱）。

三、肺部疾病

肺痈

肺痈是肺部发生痈疡、咳唾脓血的病症，类于肺脓疡、肺坏疽等疾患。多因风热病邪阻郁於肺，蕴结而成；或因嗜酒或嗜食煎炸辛热厚味，燥热伤肺所致。病情变化一般分为三期。表证期：主要表现为恶寒发热、出汗、咳嗽胸痛、脉浮数等症；酿脓期：主要表现为咳逆胸满、胸痛、时时振寒、脉象滑数等症；溃脓期：主要表现为咳吐脓血腥臭痰。也可续发于其他疾病。

医案：《丁甘仁医案・卷四・肺痈案》

龚右：咳嗽自去岁初冬起见，至今春益甚，胁肋牵痛偏右，痰多腥臭，形肉渐削，脉象濡数，舌质红苔黄。阴分素亏，木火刑金，湿热互蒸，肺痈早成，肺叶已伤，输转无权，惟虑由痈而痿，致入不治之条。

【处方】南北沙参（各三钱） 生甘草（五分） 生石决（四钱） 抱茯神（三钱） 甜光杏（三钱） 川象贝（各三钱） 栝蒌皮（二钱） 生苡仁（四钱） 冬瓜子（四钱） 干芦根（去节，一两） 金丝荷叶（去背上白毛，十张）

二诊：前方服二十剂，咳嗽痰臭，均已大减。原方加蛤粉炒阿胶（二钱），蜜炙兜铃（一钱）。

咳嗽

咳嗽是一个症状，中医认为六淫外感，脏腑内伤，影响于肺而引起咳嗽。前人区分有声无痰叫“咳”，有痰无声叫“嗽”。临床上习惯把有痰而有声的，统称为“咳嗽”。无痰的咳则叫“咳呛”或“干咳”。但不离外感、内伤两大类，一般按风寒、风热、燥火、痰湿、劳伤施治。

医案：《张聿青医案·卷五·咳嗽》

陆（右）：咽痒呛咳，日久不止，屡次见红，甚至盈口。今血虽暂定，左卧咽痒气冲，暮热少寐。脉细弦微数。肝火内烁，阴分日亏，阳气偏亢。金水并调，参以滋肝。

【处方】 北沙参（三钱） 天麦冬（各一钱五分） 生白芍（二钱） 黑豆衣（三钱） 阿胶珠（三钱） 女贞子（三钱酒蒸） 川贝母（二钱） 生山药（三钱） 大生地（四钱） 蛤黛散（三钱包）

肺痿

肺痿是阴虚肺伤的慢性衰弱疾患。主要症状为咳嗽，吐出稠痰白沫，或伴有寒热，形体消瘦，精神萎靡，心悸气喘，口唇干燥、脉象虚数等症。本病多续发于其他疾病或经误治之后，津液一再耗损，阴虚内热，肺受熏灼而致。若病久伤气或肺中虚寒而致者，则表现为阳虚，患者多涎唾，常吐出涎沫而无咳嗽。可伴有眩晕、遗尿等症状。

医案：《续名医类案·卷三十二·外科·肺痈肺痿》

喻嘉言治陆令仪母，平日持斋，肠胃素槁，天癸已绝，复淋沥不止，治之久痊。值秋月燥金太过，湿虫不生，人多病咳。而血虚津槁之躯，受伤独猛，胸胁紧张，上气喘急，卧寐不宁，咳动则大痛，痰中带血而腥，食不易入，声不易出，寒热交作。申酉二时，燥金用事，诸苦倍增，脉时大时小，时牢伏时弦紧，服清肺药无进退。告以肺痈将成，高年难任，以葶苈大枣泻肺汤，先通肺气之壅。即觉气稍平，食少入，痰稍易出，身稍可侧，大有生机。喻曰：未也。因见来势太急，不得已取快一时，暂开者易至复闭，迨复闭则前法不可再用矣。今乘其暂开，多方以图，必在六十日后，交立冬节，方是愈期。盖身中之燥，与时令之燥，胶结不解，必俟燥金退气，肺金乃宁。后六十日间，屡危屡安。大率皆用活法斡旋，缘病不可补，而脾虚又不能生肺，肺燥喜润，而脾滞又难于运食。今日脾虚，不思饮食，则于清肺中少加参、术以补脾；明日肺燥，热盛咳嗽，则于清肺中少加阿胶以润燥。日复一日，扶至立冬之午刻，病者忽自云：内中光景，大觉清爽，可得生矣。奇哉，天时之燥去，而肺金之燥遂下传大肠，五六日不一大便，略一润肠，旋即解散，正以客邪易去耳。至小雪节，康健加餐，倍于曩昔。盖胃中空虚已久，势必复其容受之常，方为全愈也。

四、其他病症

医案：《张聿青医案・卷七・气郁》

孙（左）：血虚不复，木燥生风，经络不时抽掣，腹胀带下，冲气不平，气冲至脘，则中脘胀满。宜养血熄肝，参以和胃。

【处方】阿胶珠 牡蛎 金铃子 桑螵蛸 砂仁 炒白芍 佛手 潼沙苑 枇杷叶

二诊：脉症相安，然中脘不时痞满，经络抽掣。脉细关弦。营血不足，肝阳冲侮胃土。再育阴熄肝，参以调气。

【处方】阿胶珠（三钱） 白归身（二钱） 香附（一钱五分蜜水炒） 茯苓神（各一钱五分） 土炒白芍（一钱五分） 半夏曲（二钱，炒） 金铃子（一钱五分） 炒山药（三钱） 潼白蒺藜（盐水炒各一钱五分）

另备服方：川楝子（一钱五分） 广郁金（一钱五分） 干橘叶（一钱五分） 炒蒌皮（三钱） 延胡索（一钱） 制香附（三钱） 白蒺藜（三钱） 光杏仁（三钱） 黑山栀（一钱五分） 枇杷叶（四片去毛）

医案：《临证指南医案・卷八・头痛》

程：既知去血过多，为阴虚阳实之头痛，再加发散，与前意相反矣。（血虚阳浮。）复脉去参、姜、桂、加左牡蛎。

又：脉数虚而动，足证阴气大伤，阳气浮越，头痛筋惕，仍与镇摄之法。

【处方】牡蛎 阿胶 人参 生地 炙草 白芍 天冬

医案 :《张聿青医案 • 卷九 • 腰痛》

沈（左）：由胁痛而致吐下皆血，血去之后，络隧空虚，风阳入络，胸膺腰膂两胁皆痛，时或眩晕，脉象虚弦，宜育阴以熄肝，养营以和络。

【处方】 阿胶珠（二钱） 柏子霜（三钱） 煅龙齿（三钱） 甘杞子（三钱） 细生地（四钱） 杭白芍（一钱五分） 白归身（二钱） 炒萸肉（一钱五分） 云茯苓（三钱） 厚杜仲（三钱）

左：疏补兼施,气分尚属和平,而腰膂酸楚,颇觉板胀。肝肾虚而湿走入络。再益肝肾，参以制肝。

【处方】上徭桂（四分） 厚杜仲（三钱） 盐水炒菟丝子（三钱） 甘杞子（三钱） 血鹿片（三分） 淮牛膝（三钱） 盐水炒潼沙苑（三钱） 云茯苓（三钱） 土炒东白芍（一钱五分） 小茴香（五分） 别直参（另煎冲一钱）

二诊 : 体重腰脊作痛。肝肾空虚，所有湿邪复趋其地。用肾着汤出入。

【处方】 淡干姜（四分炒） 广橘红（一钱） 生熟甘草（各二分） 独活（一钱） 焦白术（二钱） 云茯苓（一两） 制半夏（一钱五分）

右 : 腰府作痛，脉形沉细，肝肾虚而湿寒乘袭也。

【处方】川萆薢 黄柏 当归须 赤猪苓 泽泻 川桂枝 独活 延胡索 生米仁

医案 :《徐养恬方案 • 卷中 • 十、咽喉》

咽痛得滋养而减，其为阴液不上承可知。再宗前意，合赵养葵补水生金之旨。

【处方】原生地 阿胶 鸡子清 麦冬 人中白 女贞子 旱莲 穞豆皮 湖藕 鲜百合

医案：《叶天士医案精华·暑》

中气素虚，贪寒饮冷，遏伏暑湿之火，蕴于膻中，劫津耗液，尽从燥化。肺气不能下输，肠胃燥满不行，下之，遂逼血下行。血既下夺，亦云竭矣。阴不配阳，汗不外泄，即为上厥。上厥下竭，肺经独受燥累，急进清燥救肺汤，以回阴液。

【处方】枇杷叶 人参 麦冬 桑叶 阿胶 杏仁 生石膏 竹叶

医案：《贯唯集·二十三、痹》

张，左：刻诊脉象左部洪数而浮，右部更甚，舌苔微白，尖绛边碎。偶因失挫，遂致左手足不能牵动。此高年阴亏血弱，不克荣养筋 脉，乃偏枯之症也，理之恐难应手，犹幸并无寒热，饮食如常，尚无深虑。拟进和营通络，熄风清热为治。

【处方】大生地（囫囵勿切） 白芍（后下桂枝一分半炒） 炙草 归身 石决明 真川贝母 橘红 五加皮 钩钩 秦艽（半生半酒炒） 白芥子 制半夏（冰糖拌炒） 阿胶（牡蛎粉炒） 制首乌 丝瓜络 青果汁 竹二青

医案：《沈菊人医案·卷上·十、中风》

瞿：阳升极而不降，阴沉郁而不附。面色油亮，汗泄津津，中风复发，牙关紧闭。脉左寸细，关劲，右尺空。少阴之虚，水不涵木。阳气浮越，阴不涵阳，阳不根阴，阴阳散失乖离之象。诘朝一候，喘汗可危。用药聊尽人心，绝症除非天佑矣。

【处方】人参 熟地 龟板 牡蛎 青铅 白芍 附子 阿胶 鳖甲 磁石 菊花 鸡子黄

参考文献

[1] 吴长虹，王若光．阿胶发展史之一：阿胶的历史沿革、研究现状及相关思考[J]. 湖南中医药大学学报， 2008，28（6）：77-79.

[2] 张振平，周广森，张剑锋．阿胶发展史之一：阿胶的起源及其早期发展状况[J]. 山东中医学院学报，1993，17（1）：55-57.

[3] 霍光华．阿胶氨基酸矿物成分分析与评价[J]. 氨基酸和生物资源，1996，18（4）:22.

[4] 李宗铎，李天新．阿胶的药理作用[J]. 河南中医，1989（6）：27-29.

[5] 姚定方,张亚霏,周玉峰,等．阿胶对内毒素性休克狗血液动力学、流变学及微循环的影响[J]. 中国中药杂志，1989，14（1）：44-46.

[6] 王浴生．中药药理与应用[M]. 北京：人民卫生出版社，1983.

[7] 郭军，王宝成，尹格平，等．耐药基因在肺癌组织与外周血淋巴细胞中的表达[J]. 中华结核和呼吸杂志，1999，22（5）：315.

[8] 刘展华，史建文．复方阿胶浆对肺癌化疗增效减毒作用的临床观察[J]. 中华中医药学刊，2007，25（11）：2427-2429.

[9] 谭秦湘，龙德，周明强．复方阿胶浆在肿瘤患者化疗中的应用[J]. 现代中西医结合杂志，2009，18（36）：4502-4503.

[10] 高学敏．中药学[M]. 北京：中国中医药出版社，2009.

[11] 中华人民共和国药典（一部）[S]. 北京：中国医药科技出版社，2015.

[12] 秦玉峰，尤金花．阿胶古今临床应用[M]. 北京：中国中医药出版社，2013.

[13] 高景会，王蕊，范锋．阿胶现代研究进展[J]. 中国药事，2011，25（4）:396-401.

[14] 胡军影，程显隆，肖新月，等．阿胶的化学成分及质量评价方法研究进展[J]. 中国药事，2007，21（3）:193-195.

[15] 刘颖，周庆华．中药阿胶有效成分测定方法的研究[J]. 中医药信息，2011，18（6）: 46-47.

[16] 刘素英，叶卫东．复方阿胶浆治疗糖尿病视网膜病变的疗效观察[J]. 中国药师，2007.10（8）:810-811.

[17] 魏东，王瑛，张涛，等．大剂量阿胶治疗晚期肿瘤化疗后血小板减少症的临床研究[J]. 成都中医药大学学报，2002，25（1）：23-24.

[18] 魏东，谭勇，刘焕义，等．中药阿胶治疗晚期胰腺癌化疗后骨髓抑制21例[J]. 中国中西医结合杂志，2006，26（7）：659-660.

[19] 郑筱祥，李小龙，王彦刈，等．东阿阿胶对体外培养的癌症放疗病人外周血淋巴细胞的影响[J]. 中国现代应用药学杂志，2005，22（4）：267-270.

[20] 吴宏忠，杨帆，崔书亚，等．阿胶有效组分对辐射损伤小鼠造血系统的保护作用研究[J]. 中国临床药理学与治疗学，2007，12（4）:417-421.

[21]《传世藏书•子库•医部》编委会．传世藏书•子库•医部[M]. 海南：海南国际新闻出版中心，1996.

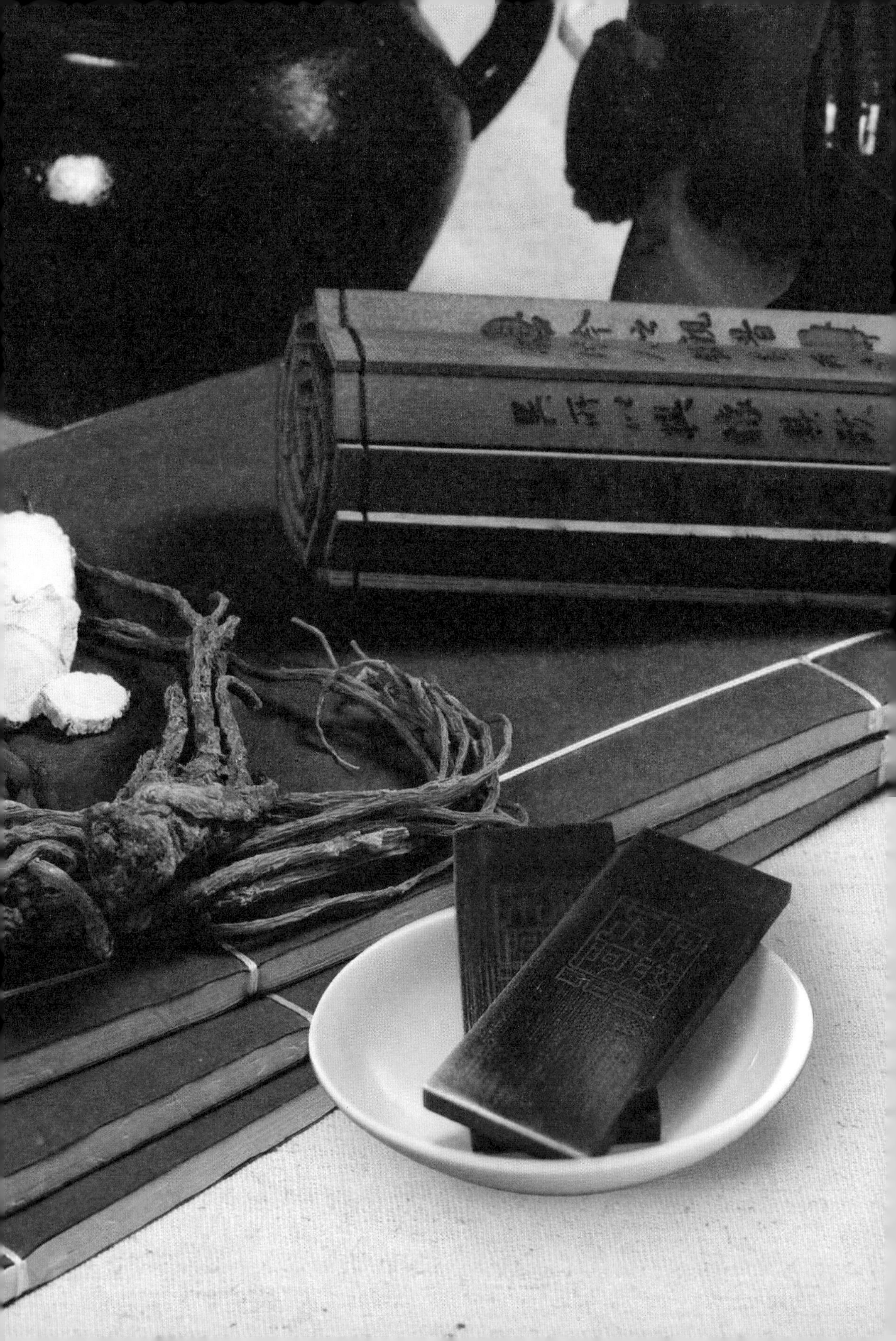